Moshe Bar

Divagando

Virtudes de la deriva mental

Traducción del inglés al castellano
de Antonio Francisco Rodríguez

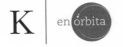

Título original:
MINDWANDERING

© 2022 by Moshe Bar
All rights reserved

© de la edición en castellano:
2022 Editorial Kairós, S.A.
www.editorialkairos.com

© de la traducción del inglés al castellano:
Antonio Francisco Rodríguez
Revisión: Alicia Conde

Primera edición: Octubre 2022
ISBN: 978-84-1121-058-4
Depósito legal: B 13.107-2022

Fotocomposición:
Florence Carreté

Diseño cubierta: Editorial Kairós
Imagen cubierta: Mirror Flow

Impresión y encuadernación:
Litogama. 08030 Barcelona

Divagando

A mis padres, Hila y Avi

SUMARIO

Introducción

ESTADOS DE LA MENTE

AL HABLAR DE SEXO, juegos eróticos y TDAH, Catie Osborn, actriz y aficionada a Shakespeare, confiesa que antes de descubrir las prácticas sexuales «morbosas» y menos convencionales, su mente solía ir a la deriva durante la actividad sexual. En una entrevista para *Haaretz*, afirma que el descubrimiento de los «juegos eróticos» y el BDSM fue un momento purificador para ella, que le ayudó a vincular su mente con su cuerpo. Cuando tienes los ojos vendados y tu pareja desliza un cubito de hielo por tu cuerpo o vierte cera caliente sobre tu piel, dejas de pensar en el ruido que emite el aire acondicionado o en el chirrido de la cama. Los dos estáis inmersos en la situación. De hecho, las experiencias extremas te arrastran invocando tu atención exclusiva. Sin embargo, en cuanto aprendes a entregarte y dejas que la experiencia se apodere de ti, ya no hace falta que la atención se reserve para situaciones extremas. Imagina cómo sería tu vida si comer un arándano fuera tan inmersivo como el sexo morboso con cera caliente vertida en tu piel, y eso exigiera la plena presencia de tu mente. La *inmersión* es un regalo que aguarda en el fondo de nuestro cerebro.

Todos sabemos hasta qué punto la divagación mental puede secuestrar nuestra atención; a medida que nuestra vida se ha tornado más frenética, la gente se preocupa cada vez más por la calidad de su experiencia mental; no solo por su capacidad de concentrarse y cumplir con su trabajo, sino de disfrutar su vida y comprometerse plena y sinceramente con ella. Descubrí este grado de preocupación cuando, hace unos años, publiqué un artículo de opinión titulado «Think Less, Think Better» en *The New York Times*. En él consideré «todas las cosas que pasamos por alto, no solo en relación con el mundo, sino también en lo que respecta al pleno potencial de nuestra vida interior, cuando nuestra mente está saturada». Aunque el artículo tuvo mucha repercusión, no abordó los aspectos relevantes que tengo que compartir sobre las razones de la divagación de la mente y por qué sus preocupaciones son esenciales para nuestro bienestar a pesar de que una parte de esa divagación mental es, de hecho, perniciosa.

Se ha prestado mucha atención a las formas de desconectarnos del bullicio, algo absolutamente recomendable. Compartiré mis propias experiencias positivas en retiros de meditación silenciosa. Sin embargo, como una serie de descubrimientos en neurociencia han revelado en las últimas décadas, el mayor desafío consiste en liberarnos de las distracciones interiores, que perturban nuestra atención y erosionan la calidad de nuestra experiencia incluso cuando nos encontramos en un lugar absolutamente tranquilo. De hecho, pueden actuar con más frecuencia en entornos silenciosos.

La investigación ha revelado que nuestro cerebro es intrínsecamente activo. Cierto número de regiones cerebrales conectadas en lo que se conoce como red neuronal por defecto (RND) operan a pleno rendimiento, concentradas en una diversa serie de actividades involuntarias que los neurocientíficos definen con el nombre colectivo de divagación mental: desde soñar despiertos al incesante monólogo interior y desde la obsesión por el pasado a la preocupación por el futuro. Las regiones cerebrales que más a menudo se identifican como parte de la red neuronal por defecto son la corteza prefrontal medial, la corteza cingulada posterior y el giro angular, pero hay otras muchas que participan de esta red masiva a gran escala. Esta conmoción interior no solo aleja nuestra atención del momento presente, sino que puede perjudicar nuestro estado de ánimo y contribuir potencialmente a la ansiedad y la depresión. Sin embargo, hay un método en esta aparente locura. La evolución ha enseñado a divagar a nuestra mente. Según varios estudios, el ser humano divaga entre el 30 y el 47 % del tiempo de vigilia, lo que consume una gran cantidad de energía.[1] La lógica de la evolución sugiere que debe haber algo beneficioso en ello, y en el transcurso de las dos últimas décadas, tanto mis compatriotas neurocientíficos como yo hemos identificado el conjunto esencial de sus importantes funciones.

Una línea de investigación ha demostrado que parte de la actividad por defecto se relaciona con el desarrollo del sentido de la identidad, a través de todo tipo de deliberaciones y reflexiones. Otra línea de investigación ha descubierto que buena parte de la actividad de la red neuronal por defecto se centra en evaluar a los demás, algo que se conoce como teoría de la mente, y que intenta elucidar qué piensan los otros y, en concreto, qué piensan de nosotros.

En cuanto empezaron a aflorar estos hallazgos, en un primer momento experimenté cierto desconcierto porque no sabía cómo mis propios descubrimientos sobre la actividad de la red neuronal por defecto podrían ajustarse a estas otras funciones. Entonces mi investigación se centró en algo completamente diferente –la cognición visual– y descubrí que la red neuronal por defecto participaba profundamente en el proceso. Intenté averiguar cómo reunimos indicios procedentes del entorno visual para construir nuestra comprensión de lo que estamos viendo. En uno de estos estudios, pedí a los sujetos que identificaran objetos ambiguos que yo había oscurecido en las fotografías. Resultó que, si les mostraba una imagen borrosa de un secador en el entorno de un baño, lo identificaban como secador, pero si incorporaba la misma imagen borrosa de este aparato en el contexto de un taller de reparaciones, lo identificaban como un taladro.[2] Descubrí que identificaban los objetos estableciendo asociaciones entre ellos y los objetos circundantes. ¿Por qué la misma red cerebral implicada en esta actividad asociativa también participaba en el desarrollo del sentido de la identidad y en las destrezas de la teoría de la mente?

Entonces una súbita intuición se apoderó de mí: todos estos procesos mentales implican asociaciones. Nuestro sentido de la identidad, tal como ha demostrado la investigación, es en gran medida una forma de predicción de quiénes somos, cómo pensamos, sentimos y nos comportamos en diferentes situaciones, relacionada con cómo hemos pensado, sentido y actuado en situaciones similares del pasado y qué haremos ahora y en el futuro. Otro tanto puede aplicarse a nuestra forma de evaluar a los demás. Las asociaciones constituyen los ladrillos de la práctica totalidad de las operaciones mentales.

Esto explica fundamentalmente por qué buena parte de la actividad de divagación mental de la red neuronal por defecto tiene que ver con pensar en el pasado y en el futuro, apartándonos del momento presente. En la memoria buscamos asociaciones que nos ayuden a interpretar lo que sucede en nuestra vida y los acontecimientos venideros. Elaboramos, resueltamente, todo tipo de predicciones. De hecho, a medida que investigaba lo que los individuos piensan cuando su red neuronal por defecto está activa, descubrí que a menudo crean elaborados escenarios de acontecimientos futuros, como pequeñas películas que recrean diversas situaciones que acontecerán en su vida. No es de extrañar que la red neuronal por defecto acapare buena parte de nuestra energía mental. Después de todo, saber interpretar las situaciones, definir quiénes somos, comprender en la medida de lo posible a los demás y anticipar el giro de los acontecimientos para el que debemos estar preparados son aspectos cruciales para abrirnos paso en la vida.

El problema es que podemos sumergirnos hasta tal punto en la consideración del pasado y en la elaboración de predicciones, y llegar a ser tan dependientes de las asociaciones establecidas a partir de la experiencia, que la mayor parte del tiempo desconectamos de lo que en realidad sucede en el instante presente. Esto no solo interfiere en nuestra concentración, sino que también produce todo tipo de tergiversaciones que ocasionan muchos problemas en nuestras vidas, como cuando creemos erróneamente que alguien no es digno de confianza porque nos recuerda a otra persona que no lo era. O cuando experimentamos una ansiedad innecesaria ante la sospecha de que nos van a despedir del trabajo porque nuestro jefe actúa de una forma que asociamos incorrectamente con un hipotético descontento hacia nosotros. La preocupación por el pasado y el futuro también nos induce a perder parte de nuestra capacidad para percibir la novedad. Somos tan propensos a percibir las asociaciones previstas que pasamos por alto las conexiones inesperadas, lo que limita tanto el descubrimiento como la creatividad.

Mientras examinaba todos estos hallazgos relativos a la red neuronal por defecto y la divagación mental, tropecé con lo que resultó ser un descubrimiento revolucionario. No pretendemos frenar toda divagación mental, lo cual está bien porque se trata de algo prácticamente imposible. Lo que en realidad queremos es ser más conscientes de cuándo y cómo divaga nuestra mente. Entonces seremos más eficaces a la hora de dirigir voluntariamente, y en la medida de lo posible, esa actividad, a fin de consagrarnos a las tareas o, por el contrario, permitir una profunda y sincera inmersión de nuestro ser en la experiencia del instante. En otras ocasiones, al pretender estimular nuestra creatividad, a la par que nuestro estado de ánimo, nos esforzaremos en liberar nuestra mente y permitir que esta disfrute de un amplio paseo. En otras palabras, pretendemos ser capaces de aplicar la mente correcta a cada instante.

Para cultivar esta capacidad es esencial comprender que buena parte de nuestro vagabundeo mental tiene como objetivo ayudarnos a aprovechar el recuerdo de experiencias pasadas, asistirnos en la resolución de problemas laborales o vitales y dirigir nuestra atención hacia el interior de nuestro ser. Sin embargo, en mi laboratorio descubrí que podíamos inducir un tipo de divagación mental asociativa y exploradora, que lo abarca todo y que está abierta a percepciones novedosas. Este tipo de divagación mental es opuesta a la rumiación, íntimamente vinculada a algún recuerdo o inquietud. Y como había leído que la rumiación merma el ánimo, decidí llevar a cabo estudios para descubrir si el estado de ánimo mejora cuando estamos inmersos en esta otra divagación mental amplia y exploradora. ¡Y en efecto, es así! Basta con leer una secuencia de palabras que tienda a expandirse, como la cadena «lobo−luna−cara oculta−Pink Floyd−The Wall−Alemania−UE», y nuestro ánimo adquiere una tonalidad significativamente más positiva. Este hallazgo es tan revolucionario como sencillo, y en la actualidad lo utilizamos para aliviar síntomas asociados a la depresión, la ansiedad y el estrés. A continuación, decidimos comprobar si, al mejorar el estado de ánimo de los individuos, su mente también participaba en una divagación mental de más amplio espectro. ¡Y así ocurrió! Es asombroso: la conexión causal es bidireccional. Esto nos llevó a la conjetura de que, si el ánimo de estas personas se fortalecía y ahora se involucraban en una divagación mental de un sentido más amplio, también serían más creativas a la hora de aportar soluciones a las tareas que se les hubieran asignado. ¡Volvimos a acertar! Estos descubrimientos resultaron apasionantes, y, a través de los pasos que explicaré aquí, me llevaron a la conclusión de que nuestro cerebro se desplaza constantemente a lo largo de un continuo entre dos estados mentales fundamentales y opuestos, que denomino exploratorio y explotador, y que el grado y modo en el que nuestra mente vagabundea difiere considerablemente en cada caso.

En el estado exploratorio, nuestra mente está abierta a información novedosa –experimentamos y observamos el instante presente, dispuestos a asumir cierta incertidumbre en beneficio del aprendizaje–, nuestra creatividad está a punto y nos encontramos en un estado de ánimo relativamente despierto. Si nuestra mente vagabundea, lo hará de forma gozosa y libre. Por otra parte, en el estado explotador, nos aferramos a experiencias pasadas, dependemos de métodos ya conocidos a la hora de interpretar la situación y resolver los problemas, preferimos la incertidumbre a lo conocido ante la emoción de la novedad, y nuestro estado de ánimo está comparativamente mermado. Si nuestra mente divaga, lo hará de una forma relativamente limitada. El estado explorador se orienta hacia el exterior, es ascendente y experiencial, y el estado explotador se orienta hacia el interior, es descendente y procedimental. En realidad, nuestra mente no está nunca en uno u otro extremo, pero tenderá a favorecer uno de los polos en un determinado momento.

Sin duda, el estado exploratorio parece más divertido, pero ambos son esenciales para nuestro éxito y bienestar. La clave consiste en que, al afrontar una tarea o experiencia determinada, hemos de acceder al estado mental óptimo para la situación específica. Y si nos vamos de vacaciones con nuestros hijos, será mejor que estemos en modo experiencial y ascendente, para disfrutar plenamente de nuestro tiempo con ellos, en lugar de dejarnos arrastrar por la constante divagación mental respecto a nuestro trabajo o viejos patrones mentales. Si tenemos que escribir un informe para mañana por la mañana, optaremos por el modo concentrado y descendente. Si buscamos una nueva idea –para crear un producto, por ejemplo–, será mejor que accedamos al modo de divagación mental explícitamente asociativa.

Mucho se ha hablado y múltiples han sido los descubrimientos que avalan hasta qué punto el cerebro es flexible. Esta es la clave de nuestra evolución y de nuestra supervivencia en la mayoría de las circunstancias, y somos afortunados de disponer de un cerebro tan elástico y tan abierto. Ciertamente, no existe una fórmula mágica para dominar nuestro estado mental, pero he descubierto que al ser consciente de la necesidad de intentar evaluar mi estado mental en el continuo exploratorio/explotador para la situación en la que estoy inmerso, mi capacidad de hacerlo mejora progresivamente. En este libro he pretendido reproducir el estimulante viaje intelectual que tanto yo como mis colegas neurocientíficos hemos realizado en pos de estos descubrimientos. Pero también quiero compartir algunas ideas para reforzar nuestra habilidad de situar nuestra mente en el estado que deseamos. Algunas de estas ideas están organizadas y recopiladas en el apéndice, y aunque no se plantean como prescripciones explícitas y concretas, aplicarlas a la vida cotidiana podría mejorar la búsqueda personal de ajustes y descubrimientos.

La meditación mindfulness me ha sido de gran ayuda, y en este libro compartiré cómo mis experiencias en retiros de silencio me han ayudado a desarrollar la conciencia de mi estado mental y orientarlo deliberadamente en función de mis intereses. Sin embargo, también analizaré hasta qué punto la meditación, y el desarrollo de un alto grado de conciencia plena, tiene sus límites en lo que respecta a la optimización de nuestro estado mental, razón por la que a tantas personas les parece desagradable el entrenamiento en mindfulness. Mi investigación aporta una razón para ello. La meditación es una forma extremadamente concentrada de actividad mental –la antítesis de la divagación mental asociativa–, por lo que tiene sentido que pueda resultar molesta en algunos aspectos. Además, si lo imponemos de forma rigurosa y constante, el mindfulness nos convierte en observadores de nuestra vida, lo que dificulta nuestra inmersión plena en ella, perdernos en el torrente de la experiencia. Aunque el mindfulness ofrece grandes ventajas, y recomiendo a todo el mundo que le dé una oportunidad, en realidad anhelamos un tiempo de inmersión plena en nuestras vidas.

A pesar de que he adquirido un mayor control, mi mente sigue divagando cuando no lo deseo. Nuestra mente siempre obrará así, en cierta medida. Uno de los grandes aportes de mi trabajo sobre la divagación mental es que ahora me siento menos estresado porque sé lo que está pasando. El otro día, llevé a un profesor visitante de Stanford, cuyo trabajo y personalidad admiro mucho, a almorzar a un café de Tel Aviv. En cierto momento de nuestra conversación, me dijo que una vez oyó algo que le cambió por completo, que influyó en su forma de pensar y vivir, y que quería compartirlo conmigo. Yo no sabía de qué se trataba. A pesar de esa dramática introducción, mi mente se alejó mientras él hablaba, y me sentí demasiado avergonzado como para decirle que no había escuchado sus palabras. Solo puedo imaginar lo extrañado que debió de sentirse ante la ausencia de un comentario ante su revelación. Por el contrario, cambié de tema. Felizmente, constato que mi mente divagó en una dirección interesante en mi propia vida. Por perversa que pueda parecer la divagación mental, generalmente suele tener un propósito.

Capítulo 1
SIEMPRE «ACTIVOS»

HASTA EL DESARROLLO DE LA EXPLORACIÓN del cerebro, buena parte la investigación en neurociencia se asemejaba a la frenología, la práctica victoriana consistente en inferir el carácter mental de un individuo a partir de la forma de su cráneo. Aunque en cierto modo estoy exagerando, al estudiar el funcionamiento interno del cerebro, durante mucho tiempo se ha considerado que sus diversas áreas se ocupaban de tareas diferentes: una para el lenguaje, otra para la memoria; una para reconocer rostros, otra para sentir emociones. Sin embargo, con el tiempo hemos descubierto que la funcionalidad y arquitectura del cerebro está mucho más distribuida en grandes redes, en lugar de ser modular y compartimentada. La mayoría de las funciones, si no todas, se realizan a través de la activación y coordinación de redes multiárea. Ninguna región individual, y menos las neuronas aisladas, cumple ninguna tarea sin una cooperación a corta y larga distancia. Y en el contexto de la divagación mental y la red cerebral por defecto que hace de mediadora, conviene señalar que diferentes estados mentales, como la meditación y el sueño, así como diversos trastornos psiquiátricos, afectan no solo al contenido de información de esta red masiva, sino también al alcance de la conectividad entre los nódulos corticales de la red. Las diferentes áreas que la constituyen pueden conectarse más poderosa o débilmente en diferentes estados, se sincronizan más unas con otras y se influyen entre sí en grado diverso. Ahora sabemos que el cerebro es extremadamente dinámico y flexible en su funcionamiento y características.

Sin embargo, estamos lejos de una comprensión sólida incluso de las funciones neuronales más básicas. Lo descubrí por sorpresa en mi etapa de estudiante en el laboratorio del profesor Shimon Ullman, pionero en el desarrollo de la visión artificial. En aquella época, yo estaba acabando de estudiar ingeniería eléctrica, debido a la enfermiza idea de cumplir las ambiciones de mi padre, que quería que yo fuera ingeniero. Pronto descubrí que el diseño de chips no me interesaba en absoluto y que la única área de investigación que me cautivaba en este campo era la visión artificial. El objetivo de este campo era reproducir la forma en que el cerebro humano representa y reconoce imágenes, y descubrí que, en aquella época, hace treinta años, nadie tenía una idea clara de cómo se llevaba a cabo este proceso. Esto me pareció escandaloso y, con el celo de un joven estudiante que aún tenía mucho que aprender, se lo dije a Ullman. Según recuerdo, él me respondió que pronto apreciaría la complejidad del funcionamiento del cerebro. Y así fue. Tristemente, en gran medida aún carecemos de un conocimiento sólido de cómo el cerebro reconoce las imágenes; tan solo disponemos de algunas teorías con una base preliminar.

Por suerte, durante mi trabajo en su laboratorio y, más tarde, con mayor intensidad en el laboratorio de psicología cognitiva de otro pionero, Irv Biederman, se abrió una puerta a un área de investigación más productiva y estimulante, que acababa de ponerse en marcha y a la que yo me dediqué. Recientemente se había inventado una nueva y decisiva forma de estudiar el cerebro:

la imagen por resonancia magnética funcional (IRMf). La máquina IRM, que utiliza campos magnéticos y ondas de radiofrecuencia para representar la anatomía de los tejidos biológicos, huesos y órganos del cuerpo, existía desde hacía algunas décadas, y se utilizaba fundamentalmente en contextos médicos. Sin embargo, los neurocientíficos anhelaban la *f* de funcional. Al medir el flujo sanguíneo, la parte funcional de la IRMf nos permite inferir dónde y cuándo tiene lugar la actividad cerebral. Podían crearse mapas de la actividad cerebral «acercando a los sujetos al imán» y pidiéndoles que miraran imágenes, escucharan sonidos o contaran ovejas: todo tipo de tareas. Podíamos observar el cerebro humano durante su actividad normal y constante. Con ciertas salvedades, por supuesto: lo que se mide no es exactamente la activación cerebral, sino más bien un *proxy*, y la interpretación de los datos es subjetiva; sin embargo, no por ello deja de ser una revolución. Fue un momento extraordinariamente aventurero: nos internábamos en los caminos de la mente como senderistas en un bosque nocturno, iluminados por una linterna. Y la neuroimagen pronto nos hizo tropezar con el primer hallazgo realmente sustancial.

EL DESCUBRIMIENTO DE LA RED NEURONAL POR DEFECTO DEL CEREBRO

Excitado por las numerosas investigaciones, fui a la Escuela Médica de Harvard, donde Ken Kwong, Bruce Rosen y sus colaboradores realizaban algunos de los trabajos más relevantes. Mi llegada coincidió con un hecho capital. Se acababa de hacer un descubrimiento trascendental: la neuroimagen preparaba el camino para el descubrimiento del modo cerebral por defecto y el predominio de la divagación mental en la vida cotidiana.

La llegada del IRMf resultó revolucionaria porque ya no teníamos que apoyarnos en analogías con el cerebro animal, ni arreglárnoslas con cerebros *post mortem*; ya no era necesario inferir la actividad de un cerebro sano a partir de traumatismos craneoencefálicos (como el del célebre Phineas Gage o los heridos de bala de la guerra civil española), y no teníamos que limitarnos a lo que pudiera registrarse durante la cirugía cerebral (o antes de la misma). El resultado son hermosas y coloridas imágenes que consideramos mapas de la activación neuronal.

¿Qué son estas coloridas activaciones cerebrales que observamos en los estudios IRMf? Son el resultado característico de una sustracción entre lo que se evoca en el cerebro en dos condiciones experimentales diferentes. Imaginemos un estudio sobre procesamiento emocional, especialmente diseñado para detectar lo que sucede cuando contemplamos rostros alegres en comparación a lo que ocurre en el cerebro al observar rostros tristes. Se pide al participante (un «sujeto») que se tumbe en la cama deslizante del IRM –con una gran carcasa (bobina de radiofrecuencia) en torno a su cabeza, los sonidos de alta frecuencia emitidos por la máquina y a una temperatura fría– y que espere a las imágenes que le serán proyectadas en una pantalla. La señal del IRMf se mide en cada una de las presentaciones. La actividad cerebral suscitada por todas las pruebas de una condición (todas las caras alegres) se promedia y se sustrae de la activación media suscitada por las pruebas de la otra condición (todas las caras tristes). El mapa resultante muestra áreas donde un estado ha producido una activación más intensa (normalmente en colores cálidos, del rojo al amarillo) y menos intensa (colores habitualmente fríos, el rango del azul) en relación con el otro estado. En nuestro ejemplo, las áreas cerebrales en rojo son aquellas en las que los rostros felices han suscitado una actividad neuronal más intensa que los rostros tristes, y las zonas azules corresponden a regiones en las que las caras tristes han producido una activación mayor que las alegres. Y estos mapas se utilizan para intentar inferir algo nuevo acerca de los mecanismos neuronales subyacentes.

Entre las condiciones experimentales (en nuestro ejemplo, las caras alegres y tristes), hay un breve periodo de descanso, habitualmente una pantalla negra o con un punto de fijación en el centro. Se hace así para permitir recuperar la señal IRM con propósitos analíticos y para ofrecer a los participantes una tregua entre los boques experimentales de las pruebas. Y este es el asunto crucial: aunque en realidad nadie creía que el cerebro permaneciera silencioso e inactivo durante estos periodos de descanso, la hipótesis implícita señalaba que se mostraba mucho menos activo cuando nuestros participantes descansaban y no realizaban la tarea que se les pedía. El revolucionario hallazgo tuvo lugar cuando, al observar fortuitamente los mapas de activación durante estos periodos de descanso, los investigadores descubrieron que el cerebro muestra una actividad vigorosa cuando no tiene que realizar una actividad específica, a veces más intensamente que durante las propias condiciones experimentales, de una forma muy fiable y en una red extensa, la red neuronal por defecto.

El descubrimiento accidental de la red neuronal por defecto se suele atribuir a Marcus Raichle y sus colaboradores, aunque la investigación se llevó a cabo en muchos laboratorios.[3] Desde entonces esta red ha sido conocida como red por defecto; su actividad, actividad por defecto, y este estado ha recibido el nombre de modo cerebral por defecto. Desde su descubrimiento, esta red por defecto ha sido detectada y reproducida en muchos laboratorios, paradigmas y máquinas de IRM. En la actualidad es aceptada como un hallazgo sólido.

A pesar de todo el entusiasmo que rodeó a los primeros años de la IRMf, ahora resulta evidente que lo que mide y registra no son activaciones directas y no siempre resulta consistente. Hay muchos estadios en los que pueden introducirse distorsiones: desde el momento en que los neurocientíficos diseñamos un experimento hasta que lo ponemos en práctica en instrumentos cuya sensibilidad varía, con decenas de parámetros que pueden diferir de un experimento a otro, hasta la fase de análisis, donde hay muchos enfoques posibles con diversas fortalezas y debilidades, hasta el límite de nuestras interpretaciones. De hecho, el culmen del escepticismo saludable en relación con la investigación IRMf ha madurado en un reciente estudio según el cual, cuando setenta grupos independientes analizaron el mismo conjunto de datos, informaron de resultados diferentes.[4] Aunque es bueno tenerlo presente a medida que nos exponemos a nuevos estudios sobre neuroimagen y subsiguientes declaraciones, en nuestro contexto se trata de una cuestión menor. Nadie refuta la existencia y el comportamiento general de la red neuronal por defecto. Es enorme, omnipresente y excepcionalmente replicable. Podemos proceder a comprender las funciones y características de la red neuronal por defecto.

Su descubrimiento resultó sensacional. La actividad neuronal consume mucha energía. ¿Por qué nuestro cerebro gasta tanta energía metabólica cuando, presumiblemente, está inactivo? Cuando llegué a Harvard para el postdoctorado, acababa de empezar la investigación para determinar cuál era la función de la red neuronal por defecto. Utilizando el fascinante método del muestro de pensamiento, combinado con la neuroimagen cerebral, descubrimos que cuanto más activa es la red neuronal por defecto, mayor es el tiempo que el cerebro dedica a la divagación mental. A la comunidad le llevó dos décadas descubrir varias funciones importantes a las que contribuye esta actividad aparentemente espontánea, lo que suscitó muchas y diversas líneas de investigación.

A medida que me formaba como neurocientífico, descubrí dos máximas relativas a esta fascinante investigación. La primera es que la evolución no comete errores. Todo lo que vemos en el cerebro obedece a una razón y tiene una función. Ilusiones, diversas «cegueras», suicidio celular, falsos recuerdos y otros hallazgos desconcertantes y a veces divertidos tienden a hacer creer a la gente que el cerebro se porta mal, solo para descubrir, más tarde, que se trata de reflejos de una fortaleza mayor. Para que el cerebro sea tan flexible, adaptable, ágil y eficiente, tiene que pagar un precio. (De hecho, cuando me preguntan por qué los algoritmos de la inteligencia artificial [IA] no se comportan como los cerebros humanos a los que intentan imitar, mi respuesta es que la IA sigue siendo más ingeniería que neurociencia. Al programar una máquina para que realice una tarea con un límite rígido en cuanto a cómo conseguir el objetivo, y con escasa permisividad para las excepciones y la improvisación, el sistema artificial carece de aspectos implícitos pero fundamentales del cerebro humano, como la flexibilidad y el ingenio.) Por lo tanto, en nuestro contexto, una vez constatamos que el cerebro se muestra vigorosamente activo cuando no estamos ocupados con un objetivo específico, como al hacer cola, ducharnos o escuchar algo aburrido, saber que esta actividad consume una energía significativa debería sugerirnos que esta actividad debe desempeñar un papel relevante.

La segunda máxima, que afloró en la mente de un joven e ingenuo estudiante de postdoctorado, pero que aún sigue vigente a día de hoy, es que el cerebro siempre cuenta la verdad al científico inquisitivo. Cuando algo no tiene sentido es porque no formulamos la pregunta adecuada o no la planteamos en los términos correctos. El cerebro no suele ceder fácilmente la información, pero las respuestas están ahí, esperando a que accedamos a ellas.

Un cerebro incansable, siempre «activo», ¿a qué se dedica cuando no estamos ocupados? Los próximos capítulos narrarán la historia del no pocas veces desconcertante pero siempre apasionante camino de descubrimiento y cómo hallazgos que parecían muy dispares han acabado convergiendo. Pero antes de sumergirnos en el viaje para desvelar el propósito de la red neuronal por defecto y la divagación mental, vamos a someter a nuestros pensamientos a un serio examen.

Capítulo 2

CONECTAR CON NUESTROS PENSAMIENTOS

NO PENSAMOS MUY A MENUDO en nuestros pensamientos, pero constituyen los ladrillos fundamentales de nuestra vida mental y de la divagación de la mente. Los pensamientos son la forma en que pasamos de una idea a otra. Pueden ser verbales, visuales y de otro tipo; pueden progresar a gran velocidad o lentitud; abarcar muchos temas; se basan en cosas que sabemos y que hemos almacenado en la memoria; revisten una variada envoltura emocional, y a menudo se manifiestan como un diálogo interno con nosotros mismos. Los pensamientos son la interfaz y la traducción de nuestro mundo interior a nuestra mente consciente, que puede entonces comunicarse al mundo exterior, o permanecer junto a nosotros.

LA FUENTE DE NUESTROS PENSAMIENTOS

Cuando los pensamientos se dirigen a un objetivo específico, siguen una agenda y una estructura clara, no predecible, y que sin embargo manifiesta una progresión coherente, como a la hora de resolver un problema. Se acumulan y avanzan hacia ese objetivo. La planificación es un buen ejemplo. En casa hay una silla que queremos arreglar, y decidimos hacerlo mañana por la mañana. Pensamos en todo lo que nos hará falta: pegamento, un martillo de plástico, un cepillo de carpintero, un cincel, una sierra y un taco de lijado. «Recorremos» la red de conceptos que tenemos en la memoria y elegimos los elementos relevantes y necesarios. Nos damos cuenta de que necesitamos unos nuevos guantes protectores, por lo que decidimos comprar un par. Pensamos en el lugar exacto donde vamos a realizar la tarea, el orden de los pasos que hemos de seguir, una completa simulación de lo que nos disponemos a hacer para que la silla recupere su funcionalidad, cómo lo haremos cuando no haya nadie en casa, y cuál será la reacción de nuestra hija cuando descubra que su silla favorita está arreglada. Estamos ante una sucesión de acontecimientos con un principio y un final.

A veces nos abandonamos a las asociaciones y nos distraemos con facilidad, y al detenernos en el cincel de la lista anterior, nos desviamos y pensamos en Geppetto y Pinocho y en su nariz creciente y su relación con la mentira, y entonces recordamos que nuestro hijo mintió al decir que había sacado a pasear al perro porque estaba cansado, pero demasiado avergonzado como para admitirlo. Luego pensamos en lo afortunados que somos al tener ese perro (y ese hijo); pensamos en su actitud alegre y en cómo nos levanta el ánimo al regresar a casa. Y nos olvidamos por completo de lo de arreglar la silla.

En realidad, somos arrastrados por un largo tren de pensamiento en nuestro tiempo de vigilia. Cambia de tema, velocidad, estilo, orientación, contenido y otras características, pero es continuo; no hay verdaderas pausas en el pensamiento.

La fuente de nuestros pensamientos y qué determina su sucesión es objeto de constante investigación en la actualidad. Todos poseemos la sensación de dominar completamente nuestros pensamientos, pero se trata de una sensación infundada. Los pensamientos conscientes e inconscientes se mezclan, interactúan, se sustituyen y desencadenan procesos mutuos. Creemos estar informados de nuestros pensamientos y de que, si nos preguntan, podremos decir dónde se han originado y cómo cada uno de ellos se vincula a uno anterior y a otro posterior. Creemos ser los propietarios y supervisores de nuestros pensamientos, pero esta sensación de dominio es ingenua. Paseamos por la calle pensando en un artículo leído la noche anterior, y de pronto nos encontramos pensando en una profesora de secundaria a la que no hemos visto en muchos años y que no tiene una conexión aparente con nuestros contenidos mentales recientes. Nuestra falsa sensación de dominio significa que la mayoría de nosotros somos incapaces, durante la mayor parte del tiempo, de aceptar que el pensamiento tiene su origen en una fuente desconocida para nuestro yo consciente. Por lo tanto, fabricamos una relación o creemos que ha surgido espontáneamente en nuestra mente.

Sin embargo, no existe tal cosa; los pensamientos no aparecen sin más. Cada uno de ellos está conectado a algo, solo que a veces esta conexión está más allá de nuestra comprensión consciente. El hecho de que los pensamientos estén conectados no significa que el proceso mental sea siempre coherente y que obedezca a una lógica. La interrupción de la sucesión de pensamientos puede proceder de estímulos externos, como el sonido de un cristal al romperse o alguien que pronuncia nuestro nombre, o de un proceso interno, como el recuerdo de una realidad emocional, y podemos ser conscientes o no de esa interrupción. Algo en aquella calle por la que paseábamos despertó el recuerdo de

nuestra profesora de secundaria, como una persona que llevaba unas gafas idénticas; sin embargo, no hemos sido capaces de
rastrear la pista. Quizá porque nuestros ojos se movían demasiado deprisa como para registrarla en nuestra atención consciente o porque vimos (u oímos u olimos) algo que no sabíamos
que nuestra mente asociaba con nuestra profesora. Así que ahora pensamos en ella sin pretenderlo y sin comprender por qué,
pero nuestra mente sigue ese camino.

Consideremos ahora el camino que nuestros pensamientos
emprenden incluso en el vacío, sin interrupciones de ningún tipo.
Imaginemos la red enorme de nuestra memoria, con nombres,
objetos, lugares, conceptos y sentimientos conectados a través
de asociaciones. El proceso del pensamiento implica caminar metafóricamente por esta red, de un nódulo al siguiente, de un nódulo conceptual o idea a otra. Cada punto de nuestro camino está
vinculado al anterior y al siguiente, aunque no podamos verlo en
cada uno de los pasos. Se trata de una red, por lo que en cada
nódulo podemos emprender múltiples direcciones, y es nuestra
mente la que elige una. Supongamos que pensamos en unas vacaciones. Al situarnos en el nódulo «vacaciones» de la red de
pensamientos posibles, podremos avanzar hacia la rama «dinero» y elaborar las consecuencias financieras de irnos de vacaciones; o avanzar hacia la rama «diversión» y empezar a disfrutar
de alegres simulaciones mentales; o bien tomar la dirección de la
planificación concreta del momento y el destino adecuados para
las vacaciones. A cada paso que damos, nuestra mente debe elegir el siguiente paso de entre muchas posibilidades. No conscientemente, y no con mucha deliberación, pero es así como actúa.
Lo que determina el siguiente paso en nuestra cadena de pensamientos es el leve forcejeo entre fuentes diferentes que nos em-
pujan en direcciones distintas, de las que solo una prevalece: la

personalidad (frugal o no, abierta o reacia a nuevas experiencias), el estado mental, el temperamento, la historia reciente de nuestros pensamientos (si acabamos de pagar las facturas hace una hora, es más probable que nos inclinemos por el camino del «dinero», pero si hemos visto un anuncio de vacaciones en una hermosa isla, nos decantaremos por la «diversión», debido al fenómeno que llamamos «imprimación»), o profundas fuerzas subconscientes que nos arrastran al camino «Tengo que alejarme de todo esto»; todos estos aspectos compiten para ser elegidos.

Aunque cada nódulo de nuestra red de conceptos y recuerdos está simultáneamente vinculado a otros múltiples nódulos, estas conexiones no revisten la misma fuerza. La conexión entre neuronas tiene una «carga» que representa la intensidad de su asociación. La fuerza entre A y B determina la probabilidad, facilidad y rapidez con la que el pensamiento A activará el pensamiento B, de modo que al ver o pensar en A, enseguida pensaremos en B. La fuerza de estas cargas está determinada por la naturaleza del aprendizaje, por ejemplo, el número de veces en que se ha trazado el vínculo (cuántas veces una luz roja significa «stop»), o podrían ser temporales y estar dinámicamente determinadas por acontecimientos mentales previos que fomentan una determinada asociación.

Desconocer que la activación de los pensamientos deriva de fuentes deterministas –tanto si la imprimación obedece a la historia, a fuerzas subconscientes o a la intensidad de la asociación– puede fomentar, y fomenta, muchas confusiones cotidianas, no solo la falsa creencia en nuestro dominio absoluto sobre nuestros pensamientos y la ilusión de libertad derivada de ello. La asociación libre ha sido una relevante herramienta terapéutica desde Freud y Jung y ha resultado ser muy potente a la hora de desvelar pensamientos ocultos a la conciencia individual. En el método de asociación libre, al participante se le presenta una palabra y se le anima a responder tan rápidamente como sea posible, con lo primero que se le pase por la mente, sin censura y sin temor a ser juzgado. La idea es que, en condiciones favorables y no intimidantes, la inhibición se minimiza y lo que surge en las respuestas asociativas libres nos informa de los procesos internos del individuo, sus deseos más profundos, sus temores ocultos y sus inesperados impulsos. Pero hay que tener presentes las otras fuentes que determinan nuestro próximo pensamiento, tal como hemos señalado antes, al intentar comprender por qué he dicho o pensando tal cosa. Si tu terapeuta dice «madre» y respondes «sangre», se sentirá alarmado ante tu posible relación con tu madre. La preocupación del terapeuta puede estar justificada, pero otra posible fuente de tu respuesta podría encontrarse en el hecho de que esta mañana has llamado a tu madre para preguntarle cómo quitar una mancha de sangre de tu camiseta y el concepto semántico «sangre» ya estaba preparado, o a punto, y por lo tanto ha resultado natural que aflore en la respuesta rápida. Tenemos que comprender por qué el pensamiento A conduce al pensamiento B antes de extraer conclusiones significativas.

OBSERVAR LOS PENSAMIENTOS

Mi primera aventura formal en mi propio mundo interior empezó cuando me apunté a un breve curso de mindfulness (reducción de estrés basado en el mindfulness, MBSR, por sus siglas en inglés, ocho tardes y un día final dedicado al silencio). Hubo una sesión preliminar para gestionar la logística y aspectos como el papeleo y la información sobre qué llevar a las reuniones. Fue en Amherst, Massachusetts, donde Jon Kabat-Zinn destiló felizmente la meditación mindfulness para las masas, y en esta reunión organizativa todos los grupos tomaron asiento en un enorme círculo en una cancha de baloncesto. Justo antes de levantarnos para marcharnos, los instructores nos pidieron que nos relajáramos y cerráramos los ojos durante un minuto, y que a continuación compartiéramos la experiencia con los demás. Parecía un ejercicio inocuo y casi infantil. Pero este pequeño minuto me abrió un nuevo mundo. La repentina pausa, el cambio radical de mi orientación mental hacia el interior, la olvidada sensación y atención a mi propio cuerpo se apoderaron de mí al instante. En aquel momento mi vida era extremadamente agitada, como joven profesor en el competitivo entorno de Harvard con hijos pequeños en casa, entre otras cosas. Me pregunté cuál había sido la última vez que me había sentido así y por qué no me había detenido un solo minuto para experimentar algo semejante. Era como la típica pregunta que a veces nos planteamos: ¿cuál fue la última vez que contemplé las estrellas? Pero en esta ocasión el cosmos estaba en mi interior, intenso, personal y expectante. Quería ir más lejos, y aunque me llevó varios años dar el paso, mereció la pena.

Que me pidieran «observar» mis pensamientos en un principio me pareció un completo sinsentido. Sin embargo, antes de inscribirme tomé la decisión de suspender mi escepticismo, dejar mi actitud científica en casa y hacer tabla rasa. Di el brazo a torcer y lo intenté. Podemos observarnos en el espejo, detectar una nueva arruga, concentrarnos en ella por un instante y seguir nuestro camino: observar, descubrir, examinar y pasar a otra cosa. No hay una verdadera razón por la que no podamos hacer lo mismo con nuestro pensamiento, con nuestro paisaje interior. Es sorprendente lo interesante, accesible e íntima que puede ser esta experiencia y, sin embargo, la mayoría no se aventura en esta dirección en toda su vida.

Hemos crecido pensando que el proceso de nuestro pensamiento es impermeable al examen personal. Mi primera experiencia con el retiro silencioso, aun como principiante (y, por lo tanto, muy poco disciplinado), me otorgó la comprensión inequívoca de que había descubierto una mina de oro personal. Concentrarme en mis pensamientos me pareció como ejercer una especie de psicoanálisis sobre mí mismo. Al principio nuestra mente está ocupada por los pensamientos que la han inquietado últimamente: tu último viaje, las tareas pendientes en casa o en el trabajo, lo que necesitas y tienes que hacer antes de acabar, el olor de la habitación o un sonido distante. A continuación, nos sumergimos en elementos más antiguos: recuerdos, miedos y deseos. El puro poder de pensar interiormente te hará reír o llorar. Vadear nuestros recuerdos bastará para evocar poderosas emociones. Y todo esto, ahora lo sé, puede suceder independientemente de los mecanismos de la práctica de meditación. La mera conciencia de que somos capaces y podemos beneficiarnos de la observación de nuestro ser mental como observadores curiosos permitirá que esto también suceda en la vida cotidiana, mientras corremos o preparamos una ensalada, y no requiere de un equipo, una ropa o un entorno especiales. La mera comprensión de que me resulta posible observar mis propios pensamientos me ha ayudado a adquirir una noción más exacta de lo que me disgusta, lo que me hace feliz, por qué digo lo que digo, hago lo que hago, siento lo que siento y me comporto tal como soy. Dicho esto, la meditación también puede hacer aflorar pensamientos y recuerdos que hemos evitado por alguna razón o que no estamos preparados para afrontar y para los que podríamos necesitar ayuda externa, por lo que no es una práctica exclusivamente constructiva.

Obviamente, no soy el primero en encontrar esta fuente de observaciones sobre la identidad. Me han precedido siglos de prácticas espirituales, investigaciones psicológicas e incluso autodescubrimientos por parte de incontables individuos. Me gustaría destacar a Marion Milner (o Joanna Field, su seudónimo), que llegó muy lejos al mantener un diario meticuloso y muy lúcido al decidirse a seguir sus experiencias en la búsqueda de la felicidad. Este diario de ocho años se resume exquisitamente en su libro *A Life of One's Own*.[5] Gracias a su diario, Milner desarrolló un dominio único de la introspección. No es de extrañar que más tarde se convirtiera en una reputada psicoanalista.

Estamos acostumbrados a ser los sujetos de nuestros pensamientos, pasajeros de nuestro tren mental, justo en el centro, casi como si nuestros pensamientos operaran en nosotros, con un escaso control o perspectiva de cómo y adónde vamos. Sin embargo, mi nueva práctica, y la de muchos otros antes que yo, implica añadir una perspectiva privilegiada para observar los propios pensamientos. Y esta práctica no es un arte o algo para lo que necesitamos decenas de miles de horas de práctica de experiencia antes de cosechar sus beneficios. Tan solo es un esfuerzo para cambiar de enfoque. Existen dos posibles perspectivas: o bien estamos dentro de nuestros pensamientos y los experimentamos como una persona subida a una montaña rusa, o los observamos como quien no ha comprado un ticket y observa la montaña rusa desde tierra. Estos dos modos pueden alternarse, pasando de la participación inmersiva a la observación externa, bien automáticamente o a voluntad. Pasado un tiempo, se pasa de un estado a otro de forma fluida.

Integrar la experiencia personal de observación de los pensamientos con nuestra progresiva comprensión de la mente (psicología) y el cerebro (neurociencia) permite un nuevo y accesible acercamiento a quiénes somos y por qué somos así.

PENSAMIENTOS Y RUIDO MENTAL

En un mundo de ingeniería y procesamiento de señales, hay una medición conocida como relación señal/ruido (S/R). Mide la cantidad de una señal de interés en un ambiente por lo demás ruidoso. La mayoría de entornos cotidianos son increíblemente ruidosos: la recepción de radio en un ambiente saturado de otras transmisiones de radio; las imágenes visuales de lo que nos rodea están atestadas de barullo, obstrucciones, movimientos, diversas iluminaciones, etcétera; y las fiestas, donde hay que luchar contra los sonidos perturbadores para comprender lo que dice nuestro amigo. Un buen sistema es aquel que amplifica la señal y suprime el ruido, maximizando la S/R, a fin de obtener lo que nos resulta interesante. El cerebro se enfrenta a la misma cuestión, al considerar tanto la realidad exterior como la interior.

En cuanto a las señales de interés externo, el modo de consumir nuestro entorno físico está filtrado por la atención, una ingeniosa pantalla que nos permite seleccionar, de forma no necesariamente consciente, solo los elementos relevantes, novedosos, atractivos o aterradores. Somos constantemente bombardeados por innumerables estímulos físicos, como sonidos, colores, olores, etcétera. Digamos que estamos en una calle abarrotada, esperando el autobús; vemos, a la distancia, que se aproxima uno y necesitamos saber si es el nuestro. Pensemos en la cantidad de información que tendremos que descartar para poder concentrarnos: los coches adyacentes al autobús, los objetos situados en la periferia de nuestra visión, las señales de movimiento que emanan del bullicio de una calle ajetreada, las bocinas que nos distraen, el peso de las bolsas, el trasfondo de las conversaciones, y mucho más. Sin embargo, normalmente no tenemos problema en seguir viviendo mientras ignoramos la mayor parte de nuestro entorno. A veces esto nos lleva a perdernos aspectos interesantes y a menudo divertidos del mundo circundante, como revela la prueba del «gorila invisible», en el que individuos que cuentan pases de baloncesto con una intensa concentración no ven a un gorila que cruza de lado a lado (demostrado originalmente por Ulric Neisser, uno de los fundadores de la psicología cognitiva).[6] Pero, en general, la atención selectiva es un poderoso don de la naturaleza que nos mantiene a salvo, cuerdos y eficaces.

También podemos pensar en la atención aplicada internamente. Podemos estar atentos a ciertos pensamientos y no a otros (a pesar de la represión/supresión del pensamiento), y la práctica de la meditación es la herramienta más eficaz que conozco para conseguirlo. Podemos pensar en la meditación para reducir el ruido mental; amplificando, por lo tanto, la relación señal/ruido de nuestros pensamientos. Y nos concede el sublime poder no solo de comprender nuestros pensamientos, sino también de ejercer al menos cierto control sobre los mismos. ¿Nos sentaríamos en un vehículo automático y dejaríamos que nos llevara donde él quisiera? No. Por lo tanto, ¿estaríamos de acuerdo en vivir en un cuerpo donde no estamos al mando?

Limpiamos y mejoramos la relación señal/ruido, y a continuación gestionamos los pensamientos restantes con cautela, como visitantes, como a veces se los llama: los observamos y etiquetamos, y a continuación se instala el silencio, un silencio que permite florecer el mindfulness, experimentar nuestro mundo lo más cercanamente posible a como en realidad es. La meditación nos permite tomar el control de nuestra mente mientras se destilan los pensamientos. También nos acerca a nuestras intuiciones.

¿Cuál es el vínculo entre una mente más serena y la conexión con nuestras intuiciones? Los estudios psicológicos sobre la intuición en la resolución de problemas y otros logros cognitivos demuestran que las intuiciones suelen surgir de forma abrupta y sin anunciarse. Se manifiestan como el resultado de un proceso inconsciente, lo que llamamos «incubación». Son procesos que tienen lugar «tras las bambalinas» de nuestra mente consciente; se ocupan de nuestras tareas mentales sin molestarnos cuando no es necesario. Una intuición ocurre cuando nuestra mente inconsciente transmite a nuestra mente consciente el resultado final de ese proceso de incubación. Es como cuando contratamos a alguien para trabajar y no nos ocupamos de los detalles, y así, mientras tanto, podemos continuar con nuestra vida. Tenemos que estar listos para recibir estos mensajes mientras son transmitidos, pero es difícil que una mente consciente ocupada tome nota de los pequeños mensajes emitidos hacia ella desde la profundidad del subconsciente. Los pensamientos secuestran nuestra mente, y hay demasiado ruido como para percibir las intuiciones incluidas en esos pensamientos. Al limpiar los pensamientos de fondo, aumentando la relación señal/ruido, la meditación propicia una mayor apertura. Se trata de los mismos mecanismos para ser conscientes de nuestro entorno interno o externo, con prácticas y beneficios similares.

Al practicar la meditación, no solo somos conscientes de nuestros pensamientos, sino más aún de nuestras emociones, especialmente de aquellas que alejan nuestra atención de la respiración: el deseo y la añoranza, el anhelo de una experiencia diferente, la ira, la crítica, la ansiedad, el miedo, la inquietud, el cansancio, la confusión y la duda. Pero no hay que preocuparse: no solo surgen emociones negativas.

A menudo, sobre todo al principio, no era capaz de concentrarme en una meditación de grupo, y abría los ojos. Es una visión muy peculiar. Un grupo de personas que no se conocen, sentadas juntas, con los ojos cerrados, rodeadas de almohadas, chales y todo aquello que las hace sentir cómodas, guardando silencio, sin caer en el sueño, pero tampoco despiertas, y de algún modo sus rostros reflejan esa expresión única de dejarse arrastrar y absorber interiormente. Es algo que rara vez podremos ver en otro ambiente. Todos expresan una intimidad tal que tengo que admitir que parece un tanto indiscreto observarlos mientras viven esas experiencias personales. Sin embargo, aquellas ojeadas ocasionales me mostraban el rango de emociones que las personas experimentan al observar en su interior, sin estímulos externos.

RESPIRAR Y PENSAR

Una vez me invitaron a impartir una conferencia en la hermosa Assisi, Italia. Aterricé en Roma y una amiga local y su marido me recogieron en el aeropuerto. Todo estaba planificado para llegar a tiempo y reunirme con mi anfitrión, Patrizio, una suerte de hombre del Renacimiento que estaba interesado en el budismo y en hacer el bien, justo antes de un retiro de meditación que él dirigía en los bosques cercanos a Assisi. Mi vuelo había llegado tarde, por lo que tuve que apresurarme. Teníamos tres horas de coche por delante, y apenas tuvimos tiempo para parar y hacer un almuerzo rápido. El único tema de conversación durante el viaje fue si llegaríamos o no a tiempo. Todo transcurría muy deprisa, y yo me sentía como un personaje en un *thriller*: cambio de coches en el trayecto, la entrega de mi equipaje al marido de mi amiga mientras ella seguía conmigo en otro vehículo, aparcar, correr para reunirme con mi anfitrión en el último segundo. Le di la mano, sin aliento ante el intenso viaje, pero con la sensación de haber salvado el planeta. Y él, con una gran serenidad, me dijo: «Únete a nosotros. Ahora tomaremos asiento durante cuatro horas y nos concentraremos en la respiración y en el *filtrum*», mientras señalaba el surco vertical entre el labio superior y la parte baja de la nariz. Correr rara vez vale la pena.

Hay muchos métodos para depurar y afilar la mente a través de la meditación; no todos son tan intensos o tediosos. Está la famosa meditación con mantras, que nunca he probado, pero que parece ser muy popular. Luego tenemos el método básico y amistoso del escáner corporal, que fue mi primera experiencia. Tomas asiento, yaces en el suelo o de pie, cierras los ojos y escaneas todo tu cuerpo, con gran detalle, con el ojo de tu mente. Partes del espacio entre los dedos de tus pies y bajo las uñas, y desde ahí asciendes hasta cubrir cada parte de tu cuerpo con tu imaginación. Nunca he conseguido llegar hasta la cabeza, pero no pasa nada; como los instructores de dulce voz nos recuerdan, la mente divaga y no debemos resistirnos. Tan solo volvemos a dirigir la atención al escáner corporal.

También se puede meditar de pie, mientras se examinan, lenta y meticulosamente, las sensaciones que se acumulan en nuestras extremidades inferiores. Y también podemos meditar paseando lentamente. Nos concentramos en los pequeños movimientos de nuestro cuerpo, los pies, los dedos de los pies, rodillas, músculos, la postura de la cabeza, y así sucesivamente. Esta meditación me pareció una de las más difíciles. Como probable símbolo de mi propia vida, para mí caminar está asociado a ir a algún sitio; no tiene sentido hacerlo como un fin en sí mismo. Por lo tanto, pasear lentamente es absurdo para mi cuerpo, que ha vivido mucho tiempo apurado por llegar a tiempo. Eliminar los condicionamientos de toda una vida requiere práctica.

El foco de la atención no tiene por qué ser necesariamente nuestro cuerpo. Si vamos al caso, podría consistir en examinar en detalle un aire acondicionado cercano. Elegir un objeto de referencia al que volver cada vez que nuestra mente divaga es una «finta». Es el método básico para ayudarnos a entrenar la mente en la observación y minimizar poco a poco las distracciones. Para percibir las distracciones, necesitamos distraernos de algo. En la meditación, ese algo es nuestro objeto de referencia, ya sea nuestro cuerpo o alguna otra cosa. En la vida real, nos distraemos del presente.

El enfoque más popular, y parece haber buenas razones para ello, es atender a la respiración. Si no tienes ninguna experiencia con la meditación, sé a qué te va a sonar todo esto. «¿Qué hay de particular en la respiración salvo aire que entra y sale? ¿Durante cuánto tiempo puede uno pensar en esta simple y trivial operación?». Sin embargo, cuanto más practiquemos y mayor sea nuestra formación, más se afinará nuestra atención. Gradualmente, empezaremos a percibir el flujo de aire a través de nuestras fosas nasales. ¿Es cálido? ¿Nos hace cosquillas? ¿Es lento y dilatado o intenso pero breve? Atendemos al paso del aire de nuestra nariz y boca a los pulmones y a la inversa. ¿Se ve afectado por la postura, por los músculos abdominales? Inspirar y espirar: ¿dónde acaba una espiración y empieza la siguiente inspiración?

Es fascinante constatar hasta qué punto cualquier objetivo elegido revela infinitos matices si atendemos a él. Afrontamos nuestra vida observando las cosas como entidades completas, objetos clausurados a los que adherimos nombres: una casa, un árbol, una persona, una ciudad, la luna. Lo mismo se aplica a nuestra capacidad para imaginar y trasladar información al ojo de nuestra mente. Si cerramos los ojos y pensamos en nuestro coche, nuestro gato o nuestra oficina, solo lograremos aprehender una información rudimentaria, a menos que nos detengamos y atendamos al detalle. Pero ¿qué ocurre si nos detenemos durante un par de minutos para concentrarnos en ese árbol que acabamos de dejar atrás sin pensar en ello? De pronto el árbol adquiere un tronco, una corteza, ramas, ramitas, hojas, brotes, nervaduras en las hojas, colores y pequeñas flores. Como esas animaciones fractales que, al acercarnos, revelan nuevos fractales, infinitamente. Detenernos es suficiente para despertar un flujo constante de detalles, capa tras capa.

Mi amiga Nataly, que ha practicado seriamente el yoga y la meditación durante mucho tiempo, me habló de un ejercicio particularmente desafiante que tuvo que afrontar en uno de sus cursos: observar atentamente su respiración durante un día entero, mientras continuaba con el resto de sus actividades. No me imagino a mí mismo alcanzando pronto esa fase, pero me parece una experiencia fascinante. Ella me enseñó una nueva expresión, «el tiempo real». Todos sabemos cómo el tiempo subjetivo transcurre de un modo diferente en circunstancias diferentes: lento cuando estamos aburridos y rápido cuando nos divertimos, por ejemplo. Sin embargo, al parecer una meditación prolongada e intensa puede suscitar una percepción más estable del tiempo, donde los sesgos subjetivos quedan minimizados. El tiempo real es el único tiempo que importa.

PENSAMIENTOS Y SENSACIONES CORPORALES

Recuerdo correr detrás del responsable de mi primer retiro de silencio, el fundador de la organización Vipassana Tovana en Israel, Stephen Fulder, intentando decirle que no sentía nada. Solo había pasado un día, pero soy más bien impaciente y quería que las intuiciones se manifestaran ya. De hecho, mi curiosidad y ansiedad eran tales que pretendía hablar en un retiro de silencio, lo que ponía a Stephen en una posición incómoda. Sin embargo, me atendió y me dijo que prestara atención a cómo los diferentes pensamientos que surgían durante la meditación afectaban a mi cuerpo. Yo no comprendí a qué se refería. «¿Quieres decir que los pensamientos influyen en mi cuerpo, y que pensamientos distintos ejercerán una influencia diversa?». Él sonrió y dijo: «Claro. Tú eres neurocientífico. Para ti el cerebro lo es todo». Y tenía razón. Hasta aquella experiencia, mi visión selectiva consideraba que el cuerpo era poco más que una plataforma que transporta el cerebro. En la maravillosa y original película *La ciudad de los niños perdidos*, en la que un científico secuestra a niños para robarles los sueños y conservar su juventud, el tío Irvin es un cerebro en un frasco, lo que no le impide mostrarse locuaz y odiosamente sarcástico e incluso padecer migrañas. Así es como yo consideraba nuestra existencia: empieza y acaba en el cerebro.

En el ámbito de la neurociencia, la filosofía, el budismo y los estudios religiosos, se ha ponderado la interacción entre cuerpo y mente desde hace mucho tiempo. No hay dudas de que sentimos nuestro cuerpo en nuestro cerebro; hay infinidad de evidencias al respecto. Pero aún no es de conocimiento general que esta relación es recíproca. El cuerpo es mucho más que un transmisor de información sensorial al cerebro, tanto si nos acercamos a algo caliente como si sentimos un agradable cosquilleo. De hecho, muchos estudios sugieren que nuestra mente es moldeada por señales recibidas por nuestro cuerpo.[7] Por lo tanto, parece una conexión simbiótica que deberíamos reconocer y recordar.

Un buen ejemplo de la conexión mente-cuerpo es el fenómeno omnipresente del placebo, donde las creencias y expectativas pueden influir en nuestra salud fisiológica. Tanto en el mundo clínico como en nuestra vida cotidiana, las creencias pueden cambiar la forma en que respondemos a acontecimientos, en la medida en que incluso podemos cambiar, inconscientemente, los síntomas patológicos, psicológicos y fisiológicos. Un contexto y unas instrucciones adecuadas hacen que un tratamiento inerte resulte efectivo. Por ejemplo, al menos un 30 % de los casos de depresión se alivian con un placebo,[8] lo que significa que el estado depresivo es susceptible de mejorar a partir de la creencia en la terapia, independientemente de la misma. De un modo similar, el placebo parece haber aliviado síntomas de migraña y ayuda a controlar el dolor en diversos ámbitos.[9] Es el poder de nuestra mente sobre nuestra mente y nuestro cuerpo.

En una ocasión di una charla en el jardín de infancia de mi hija y pedí a los chicos que ubicaran la felicidad en su cuerpo, y también la tristeza, la envidia y el enfado. Respondieron que todos estaban en el «cerebro», salvo el amor; el amor estaba en el «corazón», dijeron. Sentimos cómo late nuestro corazón, y nuestra primera intuición es que reside en el lugar en que lo sentimos. Esta es la razón por la que en el pasado era más difícil sospechar que todo el repertorio de emociones humanas sucedía en el interior de la cabeza. Cuando no se conocía el cerebro, y lo único que podía observarse eran las sensaciones en el cuerpo, era en él donde se sospechaba que las sensaciones tenían lugar. Y tiene mucho sentido que se pensara así. Si un dedo del pie derecho roza un carbón ardiente, tendemos a pensar que la sensación se da ahí, aunque en realidad tenga lugar en la corteza somatosensorial y en las áreas cerebrales destinadas al dolor. El cerebro crea ilusiones intencionales e implícitas supuestamente destinadas a mejorar nuestro funcionamiento, razón por la que creemos que el sonido que escuchamos en un cine procede de la pantalla que tenemos delante, cuando los altavoces están situados en las paredes laterales y detrás de nosotros: una desubicación funcional.

William James, pionero de la psicología, fue uno de los primeros en postular que la emoción surge, de hecho, del cuerpo (la teoría James-Lange). Sentimos ira, miedo o euforia en el cuerpo, y a partir de esa sensación física el cerebro deriva la representación cognitiva de la emoción correspondiente. Según esta polémica teoría, las emociones no empiezan en el cerebro, que a continuación dicta las sensaciones al cuerpo. Por el contrario, el cuerpo responde directamente a la percepción del estímulo – como el rostro de un león o la sonrisa de un ser amado– y el cambio en el cuerpo es lo que otorga su riqueza a la emoción en el cerebro. No significa que el cuerpo tenga una mente propia, sino más bien que el cerebro percibe las propiedades físicas del estímulo (colores, sonidos, rostros, sonrisas, etcétera); esta percepción básica despierta la respuesta física en el cuerpo, asociada a ella, y la emoción resultante en el cuerpo transmite al cerebro el contenido de la emoción. Según esta teoría, la emoción es la interpretación cerebral de la reacción fisiológica del cuerpo. No lloramos porque estemos tristes; estamos tristes porque lloramos.

Como esta teoría es muy contraintuitiva, pondremos otro ejemplo. Imaginemos que alguien nos increpa airadamente. Los elementos físicos, como la fuerza y la frecuencia de la voz, los detalles de su expresión facial y su postura: todo ello es percibido por el cerebro y fluidamente transmitido al cuerpo. El cuerpo responde a estos aspectos físicos específicos tal como los conoce asociativamente. A continuación, el cerebro se figura que, si mi cuerpo retrocede, mi ritmo cardíaco se acelera y el sudor cubre mi piel, debo tener miedo. Ahora el cerebro también conoce la emoción. Esto puede parecer un tanto circular y enrevesado, pero muestra que las figuras más prominentes, entre ellas el padre de la psicología moderna y sus sucesores, consideran el cuerpo como una fuerte primordial en nuestra forma de sentir.

Las expresiones emocionales del cuerpo desempeñan otro papel importante. La expresión emocional en nuestro cuerpo, que por supuesto incluye el rostro, tiene como función comunicar cómo nos sentimos a los demás. Así como podemos inferir el estado de ánimo de un perro a partir del movimiento de su cola, podemos inferir un repertorio mucho más rico de emociones a partir de la expresividad de los cuerpos de otros seres humanos. No somos necesariamente conscientes de todo lo que transmitimos o percibimos a través de los cuerpos y rostros expresivos, de la sorpresa al miedo, de la alerta al estremecimiento, del aburrimiento a la indignación. De hecho, no está claro que el lenguaje verbal que utilizamos para describir nuestras emociones ejerza un gran efecto en nuestro compañero, que tiene acceso a todo lo que transmite el cuerpo.

TIPOS DE PENSAMIENTO

La frecuencia de diferentes palabras en nuestro entorno siempre ha interesado a todo el mundo, porque refleja las «tendencias» y lo que en la actualidad ocupa la mente del público; basta con contar las palabras que aparecen con mayor frecuencia en los periódicos, libros, radio, televisión e internet. La palabra «pensar» ha estado en el top 100 desde el inicio de estas pesquisas. En su libro *Cómo pensamos*, John Dewey afirma que es la palabra más frecuente (tal vez hemos de entenderlo en sentido figurado), y en mi propia y reciente verificación ocupaba el puesto número 75. Sin embargo, al margen de cómo lo abordemos, la gente se refiere a menudo al acto de pensar y a los pensamientos. Algo que no debería constituir una sorpresa, ya que el pensamiento es una actividad central en nuestra vida.

Tendemos a considerar nuestro pensamiento como un proceso monolítico. Subjetivamente, parece que nuestros pensamientos vienen y van, a veces permanecen un poco más de tiempo, pero en esencia se trata de la misma cadena de pensamientos en la que lo único que cambia con los temas. Sin embargo, los pensamientos pueden merodear en torno a un mismo tema durante largo tiempo o saltar asociativamente de un pensamiento a otro; pueden ser limitados o de mayor envergadura en el ámbito del campo semántico que cubren; pueden ser lentos o rápidos; puede tratarse de pensamientos dirigidos o intrusivos; se generan desde el interior o bien a partir de un estímulo de nuestro entorno, y pueden ser palabras, imágenes o sonidos.

Hay diferentes patrones de pensamiento y más de una forma de pensar. Por el tipo o patrón de pensamiento nos referimos aquí al propio proceso del pensamiento, no a su contenido. Se trata de cómo avanza el vehículo, no de quién va en su interior. Podemos pensar en sandías, paracaidismo, conductos radiculares o la muerte y, sin embargo, somos capaces de pensar en ello según procesos cuya naturaleza difiere entre sí. Estos diferentes tipos de patrones de pensamiento están determinados por nuestro estado, como nuestro ánimo y el contexto, y pueden contribuir (o impedir) la consecución de diversos objetivos. A continuación, examinamos los principales tipos de pensamiento.

Pensamiento asociativo

Los pensamientos se componen de conceptos. Como hemos descrito anteriormente, nuestro recuerdo de la experiencia y del conocimiento se puede concebir como una gigantesca red de nódulos en la que cada nódulo es un concepto. Pensar en un concepto es como visitar y activar lo que está representado en él. Podría tratarse del color «rojo», la palabra «bondad», la sensación de «calidez», el rostro de la «abuela» o el sabor del «*halva*». Los patrones de pensamiento difieren en su forma de avanzar en esta red. En términos específicos, el pensamiento asociativo implica que el pensamiento avanza consistentemente de un concepto a otro concepto asociado al primero. Por ejemplo, pensamos en una manzana, lo que nos induce a acordarnos de Isaac Newton, y eso nos lleva a la gravedad, que a su vez nos lleva a pensar en la física, lo que nos retrotrae a nuestra etapa escolar, y eso evoca nuestro primer enamoramiento, que a su vez nos arrastra a pensar en el amor, y de ahí pasamos a nuestros hijos, a nuestra edad, a la necesidad de hacer ejercicio, y así sucesivamente. Progresa sin dificultades a partir de nuestra propia red específica de nódulos y conexiones.

Estas asociaciones cerebrales son el resultado de nuestra experiencia en el mundo. Las asociaciones entre objetos relacionados (silla−mesa, enfermero−doctor) reciben el nombre de regularidades estadísticas porque tienden a manifestarse regularmente en nuestro mundo. Acumulamos las regularidades de eventos simultáneos en la experiencia y las almacenamos en la memoria en forma de asociaciones. A mayor frecuencia de dos conceptos simultáneos en el mundo, mayor será su conexión en el cerebro. Comparemos una pareja frecuente, como cuchillo−tenedor con la menos frecuente tenedor−servilleta o la aún menos habitual tenedor−sopa. En este ejemplo, el nódulo «tenedor» se conectará con «cuchillo», «servilleta» y «sopa», pero con una fuerza diferente y, por lo tanto, con una posterior y diversa probabilidad de activarse simultáneamente.

Agrupar elementos de una forma asociativa a nivel cerebral confiere un gran beneficio tanto para un almacenamiento más económico en la memoria como para una recuperación más eficaz de la información. Es más fácil conservar elementos nuevos junto a otros antiguos relacionados con ellos y previamente almacenados en la memoria, como representar tanques de submarinismo junto a la representación de un submarinista y su equipo, registrados en la memoria con anterioridad. Naturalmente, este almacenamiento asociativo facilita la localización y recuperación de aquellos elementos de la memoria cuando más los necesitamos. Las activaciones asociativas también constituyen la base para las predicciones en el cerebro. El hecho de que el sonido de un tren se relacione en nuestro cerebro con la llegada del tren o que un fuego se asocie a una temperatura elevada nos ayuda a optimizar nuestra interacción con el entorno a partir de nuestra experiencia pasada.

El pensamiento asociativo puede ser rápido o lento, aunque en ambos casos los conceptos se expanden por asociación. Cuando es rápido, se asemeja al pensamiento maníaco y puede ser estimulante. El pensamiento asociativo se vincula a diferentes estados y rasgos de la personalidad, predisposiciones, talentos y trastornos. Un pensamiento de gran nivel asociativo se vincula a la creatividad, como se manifiesta, por ejemplo, en las intuiciones extraordinarias y en una original resolución de problemas. Los individuos con un trastorno de déficit de atención e hiperactividad (TDAH) son muy asociativos y tienden a ser más creativos (aunque en menor grado cuando están medicados).[10] Cuando las personas son excesivamente asociativas y descubren vínculos que los demás consideran azarosos, o cuando no existe ninguno en absoluto, se les puede diagnosticar que padecen delirios o trastornos psiquiátricos como la esquizofrenia. En el otro extremo, cuando el pensamiento es cíclico y rumiativo en torno a un cierto tema durante largos periodos de tiempo, los individuos pueden mostrar signos de ansiedad u otros trastornos del ánimo, como la depresión.

Pensamiento rumiativo

El pensamiento rumiativo es un patrón recurrente que tiende a circunnavegar el mismo tema, volviendo sobre él una y otra vez.

Una mente rumiativa se sumerge en el mismo incidente o episodio, lo examina desde múltiples ángulos, reiterada e irracionalmente, sometida a un tormento constante. Pensamos en una oportunidad que perdimos ayer, en lo que significa, en la pérdida, en nuestra imagen a ojos de los demás, podríamos habernos enriquecido, por qué nos temblaron las piernas en el último momento, nunca hemos sido capaces de asumir riesgos, jamás lograremos nada, y todo eso una y otra vez. Sin embargo, la parte menos rumiativa de nuestra mente es capaz de meditarlo, extraer una lección y seguir adelante.

Quedar atrapado en un único tema no equivale a estar intensamente concentrado. Cuando estamos concentrados, el alcance mental de lo que ocupa nuestra mente es, de hecho, limitado en términos del volumen conceptual que abarca, pero hay un progreso. Al resolver un complejo problema matemático o al diseñar una caseta en un árbol, nos concentramos en los detalles, pero el proceso tiene un inicio y un final. En la rumia, avanzamos en círculos.

Todos incurrimos en el pensamiento rumiativo de vez en cuando, pero largos periodos de rumia pueden desembocar en estados patológicos. Por ejemplo, cavilar acerca de un acontecimiento futuro y esperado («No estoy realmente preparado para mi conferencia, mis diapositivas son horribles, ¿qué pasará si se estropea el aire acondicionado y aparecen manchas de sudor en mi camisa?, será terrible, no les caeré bien») es similar a sentir ansiedad. Es normal. Sin embargo, cuando la ansiedad se convierte en un patrón crónico e inherente al individuo, que se preocupa y cavila constantemente en relación con todo evento futuro, la situación puede derivar en ansiedad clínica, que puede resultar incapacitadora y requerir tratamiento. Al darle vueltas incansablemente al pasado, el estado de ánimo también se deteriora, y en este caso el individuo puede desarrollar una depresión clínica. De hecho, la ansiedad y la depresión suelen ir juntas, una comorbilidad según la jerga profesional, lo que significa que los individuos que padecen una también suelen padecer la otra. Comparten entre sí, y también con otros muchos trastornos psiquiátricos, la naturaleza rumiativa del pensamiento.

Pensamiento obsesivo

Los pensamientos obsesivos son el sello distintivo del trastorno obsesivo-compulsivo (TOC). Son recurrentes, persistentes y típicamente negativos, aunque no necesariamente circulares, como en la rumiación. Cuanto más tratamos de detener estos pensamientos, más obsesivos se tornan. Podemos manifestar pensamientos obsesivos junto a otros trastornos, como el trastorno de estrés postraumático (TEPT), ataques de pánico y fobias. Pero no todos los pensamientos obsesivos se asocian a un trastorno. Pueden ser perfectamente naturales para todos nosotros en ciertos momentos, como obsesionarnos por una deuda o por el paradero del hermoso objetivo de nuestro apasionamiento. Los pensamientos obsesivos suelen ser no deseados y parecen no acabar nunca.

Pensamiento intrusivo

Los pensamientos intrusivos no son un tipo de pensamiento propiamente dicho, sino más bien un fenómeno del pensamiento. No son voluntarios ni premeditados, y normalmente resultan indeseables porque son negativos, interrumpen nuestro devenir mental sin una relevancia aparente. En contraste con los obsesivos, los pensamientos intrusivos solo se manifiestan de forma intermitente, pero su irrupción puede resultar muy perturbadora. Entre ellos, encontramos la irrupción de recuerdos de traumas pasados, angustia y miedo persistente. Estas manifestaciones pueden resultar paralizantes y posiblemente implican una multitud de emociones y sentimientos negativos asociados con el pensamiento intrusivo. Dicho esto, también podemos experimentar activaciones espontáneas de buenos recuerdos, como un comentario agradable o unas vacaciones divertidas, que brotan sin previo aviso y que constituyen una intrusión porque interrumpen una secuencia de pensamientos que de otro modo transcurriría con normalidad. La intrusión también puede constituir una solución para algún problema que nos ha incordiado en el pasado; la solución emerge ahora, tras un periodo de «incubación» subconsciente. Evidentemente, no todos los pensamientos intrusivos son malos.

Hemos de señalar que el concepto de «pensamiento» y el concepto de «recuerdo» se utilizan en este libro de forma casi intercambiable. No son idénticos, pero están estrechamente relacionados. Los pensamientos están formados por recuerdos activados (pero no solo). Todo lo que conocemos, todo lo que recordamos a partir de nuestras experiencias, todo lo que anticipamos, todas las palabras que sabemos y todas las emociones que recordamos se almacenan en la memoria. Cuando pensamos en lo que nuestro vecino nos dijo en el ascensor la noche pasada, se trata de un pensamiento creado por la reactivación de un fragmento de recuerdo que permanecía almacenado y latente hasta que lo evocamos. Sabemos el nombre de la capital de Italia, pero está inactivo (ya no...) hasta que lo recuperamos y se incorpora a nuestra corriente de pensamiento. Los recuerdos son como ficheros en estanterías, que aguardan a ser activados internamente o en virtud de acontecimientos externos, «indicios de recuperación» que nos asaltan en la vida cotidiana, como ver un anuncio de publicidad en la que aparece un actor que hemos visto en una película, en nuestra última cita con Eden, vinculada a su vez a muchos recuerdos que ahora se reactivan en una reacción en cadena. Un recuerdo activado es un pensamiento o forma parte de un pensamiento. Pero no todos los pensamientos tienen su origen en un recuerdo. Pensemos en las simulaciones, esos «ensayos generales» mentales que practicamos tan a menudo. Extraemos algunos ingredientes de la memoria: la vestimenta habitual de la gente en la playa, el aspecto de las playas exóticas y la imagen de alguien con quien querríamos estar, y construimos la simulación de una experiencia que no ha sucedido, o al menos no aún, con esa persona, en un paraje exótico. Ahora tu pensamiento es en parte novedad y en parte un recuerdo antiguo.

EXTRAÑOS TRASTORNOS DEL PENSAMIENTO

En mi opinión, la psiquiatría es una de las mejores ocupaciones con las que uno puede soñar. En ella no solo se ayuda a lo demás, sino que se observa la mente humana en todo su esplendor. A veces se utiliza el término neurodiversidad para subrayar el hecho de que la variación respecto a la norma no necesariamente implica un trastorno o enfermedad, sino más bien una manifestación de las diferencias saludables que nos convierten en individuos interesantes y en una sociedad próspera. En psiquiatría llegamos a observar la mente humana y lo que podemos considerar el alma más cerca que ningún otro ser humano. Observar los patrones de pensamiento que se han desviado es magnífico y aterrador a un tiempo. Estamos tan apegados a nuestra visión del mundo y tan subjetivamente convencidos de que el mundo interior de nuestros compañeros humanos es similar al nuestro que ver a alguien hablándole al vacío, seguro de ser el hijo de Dios o entregado a una cháchara incoherente e interminable siempre nos hace pensar, al menos en un primer momento, que estamos asistiendo a una representación teatral. Evaluar los trastornos del pensamiento proporciona una ventana como ninguna otra.

El primero es el *descarrilamiento*, también conocido como pérdida de asociaciones. Aunque normalmente se considera en contextos clínicos, el descarrilamiento no siempre es un trastorno. Como implica su nombre, el descarrilamiento significa salir del foco (tanto al hablar como al pensar). El individuo se deja arrastrar por la corriente de ideas, sin regresar nunca al punto de partida. El discurso de ideas no es necesariamente coherente y estructurado. A menudo lo acompañan intensas emociones, como el pensamiento maníaco acelerado. El descarrilamiento se observa en pacientes con esquizofrenia, que tienden a ser amplia y libremente asociativos (lo que significa que detectan poderosas asociaciones donde para otros estas son remotas o inconsistentes).

Una buena metáfora de la vida cotidiana para este estado lo encontramos en los individuos que beben alcohol o fuman drogas que atenúan la inhibición y fomentan la sucesión de ideas y una sensación subjetiva de excepcional creatividad (solo para despertar a la mañana siguiente y descubrir que lo que la noche anterior parecía un gran descubrimiento no es tan impresionante a la luz del día...). Sin embargo, el pensamiento descarrilado a veces conduce a la creatividad, posiblemente a través de lo que se conoce como *pensamiento lateral*, que se caracteriza por un flujo no lineal y donde la lógica aplicada al pensar en un problema es menos evidente. El pensamiento descarrillado a veces recibe el nombre de *pensamiento tangencial*, el vagabundeo sin retorno. Utilizar las expresiones «tangencial», «pensamiento lateral» y «descarrilamiento» para referirse a un mismo patrón de pensamiento puede resultar muy confuso. Lo menciono aquí para señalar que la terminología no debería ser tomada muy en serio. (Dicen que un científico debería usar antes el cepillo de dientes de uno de sus colegas que su terminología...) Al margen de las denominaciones, estos diversos fenómenos ilustran la variedad de vías a través de las que el pensamiento puede progresar, tanto en el orden como en el desorden. Y hay otras muchas pruebas, la mayoría de las cuales subrayan el estrecho vínculo entre la memoria y el pensamiento y entre el pensamiento y el habla.

El siguiente e interesante trastorno del pensamiento es la *circunstancialidad*, que se aplica a los pensamientos y discursos que giran en círculo en torno a la idea, con un exceso de detalles innecesarios (todos tenemos amigos que actúan así). La circunstancialidad se diferencia del descarrilamiento en que el individuo acaba por comprender la idea principal. Otro, *la pobreza de habla*, es justo lo contrario: el contenido del pensamiento y, en consecuencia, del habla se ven severamente empobrecidos y con una menor carga informativa.

Aún hay una larga lista de fenómenos curiosos que los médicos observan en los pacientes y que reflejan nuestra comprensión del proceso de pensamiento, entre ellos el bloqueo, donde el devenir de los pensamientos se ve súbitamente interrumpido; la fuga de ideas, donde las ideas brotan abruptamente y, sin embargo, mantienen su coherencia; un flujo de palabras incoherentes que no se relacionan entre sí; una referencia obsesiva a todo lo que remite a uno mismo, etcétera. Un extraño trastorno que también tiene que ver con las asociaciones es el *repique*, en el que el pensamiento y el habla progresan a través de las rimas y no tanto en virtud de su significado. Habitualmente, está presente en pacientes con psicosis y trastorno bipolar.

Como en muchos aspectos de la neurociencia, los trastornos no son solo una cuestión clínica, sino que en gran medida desafían nuestra comprensión del funcionamiento del cerebro en su forma normativa o neurotípica. Por ejemplo, ¿cómo es posible que un pensamiento quede repentinamente bloqueado? ¿Qué le ha pasado al devenir mental? ¿Qué determina la velocidad del pensamiento y la amplitud de las asociaciones?

Tal vez los trastornos del pensamiento más conocidos y elocuentes sean los *delirios* y *alucinaciones*. El delirio es una distorsión de la realidad, una interpretación del mundo profundamente incorrecta, que suele incluir, como rasgos predominantes, la paranoia y el deliro de grandeza. Curiosamente, los pacientes psicóticos que manifiestan pensamientos delirantes los mantienen con una convicción excepcional. De hecho, la confianza en esas creencias distorsionadas es uno de los criterios para diagnosticar el delirio.

Hagamos una pausa para apreciar la asombrosa complejidad de nuestra mente. Un cerebro, de apariencia similar al mío o al del lector, cree férreamente que alguien le persigue o que es Napoleón, y ninguna evidencia en contra cambiará su opinión. Un cerebro está formado por decenas de miles de millones de neuronas, cada una de las cuales funciona como un interruptor y está conectada a muchas otras neuronas. Coronando la inmensidad de esta red, hay muchos neurotransmisores y otros mecanismos moleculares. ¿Dónde está Napoleón? Estamos muy lejos de poder explicar estas poderosas y distorsionadas creencias.

La alucinación, que debe distinguirse del delirio, es la percepción de algo que no está ahí, algo que hemos inventado, una imaginación que confundimos con la realidad. Pueden ser terriblemente vívidas y ocupar una ubicación específica en el espacio, y pueden manifestarse de forma visual, auditiva y en otras modalidades. Aunque las alucinaciones son comunes en diversos trastornos psiquiátricos, también pueden tener lugar con ciertas drogas o al dormirnos, despertar o padecer privación del sueño.

Nuestra mente suele estar ocupada por simulaciones mentales de escenarios hipotéticos. Imagine que piensa que esas simulaciones mentales realmente están sucediendo, que en realidad está volando, hace el amor con esa modelo o que nada en el océano. De un modo similar, pensemos en la imaginería, en nuestra capacidad para invocar una imagen y percibirla vívidamente con el ojo de nuestra mente, y tal vez también manipularla, como si hiciéramos girar mentalmente un cubo Tetris. Sabemos que la simulación y la imaginería están en nuestro cerebro, y normalmente no confundimos lo que ocurre en el interior y en el exterior.

DENTRO Y FUERA

Nuestros pensamientos pueden ser generados por un estímulo externo, como una frase que escuchamos en el tren, el olor de un pastel al entrar en casa o el roce de nuestro gato contra nuestras piernas. También pueden desencadenarse internamente, como cuando planeamos invitar a nuestra hermana y a su nuevo novio a un almuerzo y nos empezamos a preguntar si su novio, a quien solo hemos visto una vez, es realmente o buen tipo o solo lo parece. Sin embargo, la mayor parte del tiempo la fuente del pensamiento no es exclusivamente interna o externa. Suele ser una combinación de ambas, y además oscilamos entre nuestros mundos interno y externo.

Por ejemplo, fantasear que tú, y no Tom Brady, es el *quarterback* en la Super Bowl también es un pensamiento, y sabes que lo es. Eres consciente de que sucede dentro de tu cabeza. Pero no es algo con lo que nacemos; se trata de una habilidad y conocimiento que adquirimos al crecer. Distinguir entre acontecimientos interiores y exteriores no es una tarea fácil ni evidente para los bebés. Un niño pequeño es, en principio, menos capaz de distinguir el mundo físico del mundo mental, un pensamiento de un objeto. La divagación mental empieza verdaderamente un poco más tarde.

Capítulo 3
EL VIAJE A PARTIR
DEL AHORA

AÚN RECUERDO VÍVIDAMENTE un momento asombroso que experimenté mientras veía una película de James Bond hace muchos años. Me gusta sentarme en los asientos cercanos a la pantalla para sumergirme en la película. En cierto momento, los tipos malos corrían detrás de 007 en raudas motonieves, una persecución intensa que ocupaba todo mi campo visual con colores brillantes y a una velocidad de vértigo, mientras el sistema de sonido inmersivo me destrozaba los tímpanos. Sin embargo, mi mente tenía su propia agenda y decidió divagar (la divagación o divagación mental es un proceso inconsciente). Mis pensamientos me llevaron tan lejos que la siguiente imagen de la que fui consciente fue la de un Bond satisfecho tomando un Martini en el bar de un palacio de hielo; aparentemente, me perdí toda la persecución. (Lo comprobé más tarde: era una secuencia de cuatro minutos.) Nuestra divagación mental puede ser tan poderosa como para superar el *input* que procede de nuestros sentidos. Colores brillantes, un sonido con un volumen elevado, y toda nuestra conciencia situacional puede perderse y no quedar registrada debido a pensamientos más poderosos. La realidad física externa se puede sobrescribir en virtud de procesos mentales internos. Se trata de algo asombroso y difícil de aceptar para un neurocientífico.

Por fantástico que resulte, el cerebro no deja de tener capacidades limitadas: memoria limitada, atención limitada, un poder de computación limitado, etcétera. Así como la unidad central de procesamiento de un ordenador (una analogía terrible para el cerebro, salvo en este contexto...) tiene que dividir su capacidad entre múltiples procesos que compiten entre sí –las órdenes del usuario, la comunicación en segundo plano, las peticiones de las unidades periféricas como el ratón o la impresora–, el cerebro tiene que dividir sus recursos entre los diversos procesos que realiza. Prioriza los procesos y los recursos asignados, y todo lo que reparte procede de su capacidad, lo que en última instancia disminuye las capacidades disponibles para otros procesos. Por ejemplo, podrás calcular mentalmente 16 x 93 con más facilidad y posibilidades de éxito si no te distraen otras exigencias como la música a un volumen elevado o una conversación cercana, que compiten por los mismos recursos que necesitas para realizar el cálculo. Es un juego de suma cero. Por lo tanto, si divagamos, percibiremos menos, y si estamos sumergidos en una experiencia, divagaremos menos.

Aunque la historia de James Bond es, obviamente, un ejemplo extremo e informal, es evidente que necesitamos toda nuestra mente para disfrutar de una experiencia plena. Lo que puede resultar menos evidente es lo que nos perdemos de nuestras vidas cuando nuestra mente está secuestrada por nuestros pensamientos, que aparentemente pueden ser tan intensos como la realidad. Como dijo el rabino Najman de Breslev: «Estás donde están tus pensamientos. Asegúrate de que tus pensamientos estén donde quieres estar».

CREADO PARA DIVAGAR

Nuestra inclinación a soñar despiertos y a la divagación mental hunde poderosamente sus raíces en la corteza prefrontal, que tiene su sede en la parte delantera del cerebro. Esta región madura en una etapa posterior de la vida, entre los veinte y los veinticinco años, considerablemente más tarde que el resto del cerebro, y tarda tanto tiempo por una buena razón. La corteza prefrontal puede considerarse como el comandante del cerebro humano (a menudo se considera que es lo que nos separa del resto de los animales). Es fundamental para las funciones ejecutivas como la toma de decisiones, el control de la conducta (por ejemplo, evitar el comportamiento impulsivo),[11] la evaluación de las recompensas, la comprensión de las consecuencias derivadas de cualquier acción, la planificación, las simulaciones hipotéticas y otros procesos cognitivos de alto nivel. Todo esto requiere de un conocimiento duramente conquistado a través de la experiencia. Por ejemplo, ¿cómo podríamos saber qué hemos de poner en la maleta cuando salimos de viaje, qué podemos decir y qué no a un desconocido mientras hacemos cola o cómo anticipar la reacción de un amigo a una visita sorpresa sin apoyarnos en eventos pasados que encarnaron situaciones similares? Cuanta mayor sea nuestra experiencia, mayor será el conocimiento que habremos acumulado y más preparados estaremos para un creciente número de circunstancias.

Este conocimiento en constante evolución y basado en la experiencia también es la base para el proceso que tiene lugar en nuestra mente cuando divagamos. Imaginarte en una hamaca atada entre dos cocoteros, abandonarte a una ensoñación en la que un perro te muerde en el muslo o pensar en las intenciones de un compañero de trabajo al decir que eres un genio requiere una referencia a lo que ya sabes. La divagación mental se apoya en los contenidos almacenados en la memoria, razón por la que los niños pequeños divagan en menor medida.

Con el paso del tiempo, y a partir de los cinco años de edad, el cerebro infantil empieza a consolidar nuestros recuerdos, y estos emprenden su viaje en relación con el instante presente. Evidentemente, no se trata de una tragedia absoluta. Desarrollar una buena memoria es crucial para la vida; una de sus funciones más relevantes es la aparición de nuestro sentido de la identidad. Es justo decir que, en muchos sentidos, *somos* nuestra memoria. Nuestro sentido de la identidad está en gran medida formado por el recuerdo de nuestras experiencias, nuestras preferencias, temores, deseos, esperanzas y frustraciones, así como por las creencias que nos hemos formado. A medida que consolidamos nuestra memoria, nuestra mente se sumerge progresivamente en la divagación mental, que nos hace remontar el pasado y sopesar el futuro. Entre los nueve y los once años de edad, la mente de los niños divaga en torno a un 20 y 25 % del tiempo.[12]

Hasta no hace mucho, la divagación mental se consideraba una deriva no deseada que perturbaba la mente, el ánimo y la conducta. Una excepción destacada es el trabajo de Jerome Singer, pionero del estudio del acto de soñar despiertos y defensor del mismo como herramienta mental constructiva.[13] Evidentemente, soñar despiertos puede incluir algunos contenidos negativos y obsesivos y suponer un obstáculo para nuestro intento de cumplir un determinado objetivo. De hecho, si se las abandona a su suerte, la mayoría de las personas parecen gravitar hacia lo negativo.[14] Sin embargo, otras ensoñaciones son creativas, lúdicas y positivas y deberían ser alentadas, como más tarde promovieron Jonathan Schooler y sus colegas.[15] Al pasar tiempo con generaciones más jóvenes, descubrí el atractivo de ver películas o vídeos *online* a una velocidad una vez y media superior a la normal o incluso más rápido. Esta opción ahora aparece incorporada en diversas aplicaciones, de modo que puedo escuchar un largo mensaje grabado procedente de una aburrida tía que habla aceleradamente. Esto ahorra tiempo, pero también nos arrebata la posibilidad de una divagación mental creativa, así como la consolidación de la memoria, que también requiere una pausa en la estimulación.

La mayor parte de la investigación sobre la divagación mental se ha centrado en intentar desentrañar su contenido. ¿En qué pensamos cuando no hay una tarea que demande todos nuestros recursos mentales? Ahondaremos en las especificidades de esta fecunda y fascinante investigación en los próximos tres capítulos. Pero antes de ello, describiré el vínculo entre la divagación mental y la infraestructura cortical que contribuye a ella.

LA DIVAGACIÓN MENTAL TIENE LUGAR EN LA RED NEURONAL POR DEFECTO

La neurociencia cognitiva supone el encuentro de dos mundos: la psicología cognitiva y la neurociencia, con diferentes medios y métodos, una terminología distinta y unos niveles de explicación radicalmente diversos (el pensamiento abstracto y la toma de decisiones en uno; neurotransmisores y sinapsis en otro, por ejemplo) que necesitan ser armonizados de forma adecuada. En tanto neurocientífico cognitivo, mi lealtad científica se extiende a ambos extremos de este espectro descriptivo. Aquí, mi parte de psicólogo cognitivo me permite entender mejor el elevado concepto de alto nivel de la divagación mental, su contenido y su función, mientras mi mitad neurocientífica ni siquiera sabe qué es una mente y pretende comprender las cosas en el nivel más concreto y mecanicista. Estamos muy lejos de comprender los elementos neuronales básicos de la divagación mental –ni siquiera podemos explicar qué es un pensamiento–, pero abordar estas cuestiones fundamentales con una aproximación que implique ambas perspectivas, simultánea o alternativamente, es el camino más seguro para que ambos mundos se encuentren y avancen.

Buena parte de las ideas producidas por la investigación científica puede parecer extraña o innecesaria para un observador externo, y la evolución de la investigación en torno a la divagación mental y la red neuronal por defecto ofrece un excelente ejemplo. Por un lado, todos hemos aceptado la intrigante existencia de una red por defecto, siempre activa, en el cerebro. Por otro, sabemos de primera mano que nuestra mente divaga regular y frecuentemente, sobre todo cuando ninguna otra cosa capta nuestra atención. Sin embargo, esto no basta para argumentar que la red neuronal por defecto es la plataforma cortical que sustenta la divagación mental a nivel del cerebro. En momentos en los que no hay tareas ni objetivos, solo podemos divagar, y las únicas regiones cerebrales que están activas durante estos momentos de ocio se encuentran en la red neuronal por defecto; con todo, esta relación intuitiva debe ser demostrada rotunda e inequívocamente antes de poder afirmarla con confianza. Y para demostrar hasta qué punto esta relación no era evidente en aquella época, la demostración fue lo suficientemente relevante como para ser publicada en una de las revistas más prestigiosas, *Science*.[16] En ese trabajo crucial, y después de un postdoctorado en mi laboratorio, Malia Mason escaneó el cerebro de las personas que participaron en el estudio con una IRMf y les indujo a la divagación mental para establecer una posible correlación entre esta y la actividad de la red neuronal por defecto.

Sumergirse en la mente de otro es cualquier cosa menos una tarea trivial. De hecho, observar la propia mente ya resulta complicado. Las distorsiones, la falta de habilidades mentales y la interferencia emocional, por nombrar solo unos pocos elementos, oscurecen nuestra mente y mucho más la mente de los demás, cuando pretendemos observarla. La IRM funcional o cualquier otra técnica de escaneo cerebral puede establecer la estructura y actividad cerebral, pero aún falta mucho para poder inferir el verdadero funcionamiento de la mente. Imaginemos la metáfora de un cuaderno de papel deteriorado. La IRM estructural y otras medidas anatómicas nos dirán la geometría y la topografía del papel. La IRM funcional y otras mediciones electrofisiológicas nos revelarán qué letras han sido escritas en él. Sin embargo, combinar toda esta información para comprender el significado del texto es algo que aún no está a nuestro alcance. De un modo análogo, aunque hemos avanzado y ahora somos capaces de mapear diminutas secciones de tejido cerebral, la actividad neuronal y la conectividad cortical, no comprendemos cómo dan lugar a nuestra magnífica, pero elusiva mente.

Hasta que podamos atisbar la mente directamente, los psicólogos han ideado métodos indirectos que se utilizan como aproximaciones razonables de lo que sucede en la mente de los sujetos de prueba. Uno de ellos es el *muestreo de pensamientos*, en sus diversas modalidades. En esta técnica, pedimos a los sujetos (participantes) que se detengan en un momento aleatorio de la tarea y les preguntamos por sus pensamientos: su contenido («¿Has estado pensando en osos blancos?»), su relevancia («¿Lo que estás pensando en este momento es directamente relevante para la tarea encomendada?»), y así sucesivamente. Por supuesto, este método también tiene limitaciones. Por ejemplo, los relatos subjetivos son, bueno, subjetivos, y por lo tanto propensos a distorsiones. Por otra parte, un participante podría tender a querer tranquilizar al experimentador o transmitir una cierta imagen de sí mismo, lo que también podría contaminar sus respuestas. Estas limitaciones están en gran medida mitigadas por una adecuada instrucción, por la creación de una atmósfera específica para el experimento y por una muestra lo suficientemente amplia de individuos.

Gracias a estos métodos de muestreo de pensamiento y observando especialmente los intervalos en los que la mente de los sujetos tendía a divagar, Mason y sus colaboradores descubrieron una correlación directa entre el alcance de la divagación y la dimensión de la activación de la red neuronal por defecto. Misión cumplida. Llegaron a la conclusión de que la divagación mental constituye uno de los cimientos de nuestra mente, tan solo interrumpido por las tareas y objetivos. Ahora sabemos que, cuando no hay nada que requiera nuestra atención, divagamos, y que este proceso tiene lugar en la red cortical conocida como red neuronal por defecto. Esto supuso un gran salto adelante porque abrió el camino y la carrera hacia la comprensión de lo que ocupa nuestra mente durante esos largos periodos de las horas de vigilia.

«Divagación mental» es un término amplio. Los principales procesos que, según creemos, constituyen el contenido de la divagación mental son pensamientos sobre nuestro propio yo, pensamientos sobre los demás, predicciones, planificación y simulación de futuros posibles, etcétera. En los siguientes tres capítulos, profundizaremos en los principales procesos en los que se implica la red neuronal por defecto.

Capítulo 4

¿QUÉ NOS HACE DIVAGAR? EN PRIMER LUGAR, NUESTRO YO

IMAGINEMOS A ALGUIEN con quien hemos mantenido la relación más larga posible. Es intensa y continua; es íntima y profunda. Nos mostramos cálidos uno con el otro, pero también nos criticamos mutuamente. Contamos nuestros secretos más oscuros a esa persona, pero también le mentimos y la engañamos. Sabemos lo que es bueno para ella, pero a menudo hacemos exactamente lo contrario, a la vez que ideamos excusas sofisticadas y convincentes para apaciguarla. Un día esa persona nos inspira un gran orgullo y al siguiente queremos huir de ella. A cambio, ese alguien habla sin parar. Obstaculiza nuestra interacción con los demás y la calidad de nuestra experiencia del mundo. Ese alguien pretende ser el centro de nuestro interés, pero su desaprobación nos hace sentir culpables. Amor y odio, construcción y destrucción, genuino y falso: parece una relación imposible; ¿podría existir alguien así? Sí, ese alguien eres tú. Nuestra relación con nuestro yo es la más rica, la más amorosa, la más intrincada, la más significativa, pero también la menos racional de todas las que podemos tener. Y es una relación que no comprendemos plenamente. En el *Tao Te Ching*, Lao Tsé dice: «Conocer a los demás es sabiduría. Conocerse a sí mismo es iluminación».

CUANDO SOY CRÍTICO CONMIGO MISMO, ¿QUIÉN CRITICA A QUIÉN?

La identidad es una construcción mental resbaladiza que desafía una definición clara y consensuada. Aún recuerdo lo extraño que me pareció que algunas personas se dedicaran a estudiarla. ¿A qué nos referimos al hablar de «yo»? El gran psicólogo y filósofo William James distinguía dos tipos de identidad, el *Yo* y el *Mí*, que representan dos perspectivas mentales diferentes. Intuitivamente, en una perspectiva (Yo), la identidad es el agente que piensa, juzga y actúa, y en la otra (Mí) la identidad es un objeto. La identidad en tanto objeto incluye propiedades físicas (cuerpo) y abstractas (nuestras creencias), y la identidad como agente es un observador y evaluador. Significativamente, el Mí experimenta y el Yo reflexiona. Como siempre, Wittgenstein lo expresó más sucintamente: el yo como objeto y el yo como sujeto.

Los filósofos han analizado la noción de identidad, el yo, desde el principio de los tiempos: Descartes, Locke, Hume, el *Tao Te Ching*, Aristóteles, por nombrar solo algunos de los gigantes que han abordado esta cuestión. Y no es de extrañar que tantos lo hayan hecho, dada la centralidad del concepto del yo para comprender nuestro ser. Naturalmente, las perspectivas varían y encontramos desde visiones espirituales que incluyen el alma hasta puntos de vista materialistas, y también varían en el sentido de apoyar o descartar la existencia del yo. David Hume, por ejemplo, sugiere considerar el yo como un territorio autónomo, un haz de atributos que configuran nuestra identidad, todos ellos sometidos a un cambio constante. La historia del barco de Teseo es una buena metáfora de esta forma de pensar en un yo inmutable, pero impermanente:

> *El barco en el que Teseo y la juventud de Atenas regresó a Creta tenía treinta remos, y fue preservado por los atenienses hasta la época de Demetrio Falero, quitando los antiguos tablones a medida que se descomponían, colocando madera nueva y más resistente en su lugar, hasta el punto de que este barco se convirtió en un ejemplo constante para los filósofos, debido a la cuestión lógica de las cosas sometidas al cambio; unos sostenían que el barco seguía siendo el mismo, y otros argumentaban que no lo era.*[17]

Al mirarnos en el espejo, nos vemos a nosotros mismos, la misma identidad que percibíamos diez años atrás.

Tal vez no tan en contraste como pudiera parecer en principio, uno de los filósofos modernos en afrontar la cuestión de la identidad, Daniel Dennett, equiparó el yo con el concepto de centro de gravedad: una «ficción conveniente» que no existe, pero que nos ayuda a resolver problemas. Compara el yo con el centro de gravedad de un aro, que es un punto invisible en el aire, pero que, con todo, sigue siendo el centro de gravedad. A veces solo necesitamos un buen ejemplo. La cuestión de la identidad conecta con otras cuestiones centrales que interesan por igual a filósofos y neurocientíficos, como la sensación de iniciativa y el libre albedrío.

En las filosofías meditativas y espirituales, el budismo entre ellas, la idea de un yo permanente se considera una ilusión. Argumentan que no existe una vida individual separada del resto del mundo. El budismo enumera las «tres marcas de la existencia» como *anatta* (expresión pali que significa «no yo» o «no alma»), *dukkha* («sufrimiento») y *anicca* («impermanencia»). Si consideras que el budismo ofrece una perspectiva sombría de la vida, no eres el único. Pero se trata de una primera impresión distorsionada. En cuanto profundicé, tanto en el estudio como en la práctica, descubrí lo liberador que podría llegar a ser aceptar la ausencia de identidad (o el menos un yo disminuido), el sufrimiento inherente a ciertos aspectos de la vida y que las cosas no existen de forma permanente. No sé si alguna vez podré aceptar completamente el no yo o el sufrimiento en mi vida cotidiana, pero la impermanencia me parece una idea muy poderosa para aplicar en mi día a día. El año pasado, al visitar el asombroso norte de la India con Noa, vimos a unos monjes elaborando un gigantesco e intrincado mandala con arena fina y coloreada, solo para borrarlo en cuanto estuvo completo y volver a empezar de nuevo: una forma sofisticada de recordar la impermanencia y no aferrarse a nada. Intenté explicárselo a Nili, que solía quejarse de que no habíamos conservado sus creaciones artísticas del jardín de infancia.

La idea de las prácticas budistas es disolver el yo, o el ego, como a veces se lo llama (aunque no es un equivalente directo del ego freudiano). Disolver el yo a través de meditaciones silenciosas supone un gran desafío, al menos lo era y lo sigue siendo para mí, pero detengámonos en la idea. Para ayudarnos a liberarnos del apego inherente a nuestro yo, la meditación nos enseña a ver el mundo tal cual es, no como nuestras creencias nos dicen que es. Evidentemente, los ricos y antiguos textos budistas son mucho más profundos y amplios que la breve descripción que ofrecemos aquí. Hay muchos eruditos a los que podemos leer: de momento, mis favoritos son Alan Watts y Jiddu Krishnamurti.

Disolver el yo o, expresado en términos más dramáticos, la muerte del ego, se puede lograr, supuestamente, con el uso de drogas psicodélicas como la psilocibina, el LSD y la DMT. La investigación científica rigurosa sobre los efectos de estas sustancias psicodélicas y sobre los métodos budistas para disolver el yo solo ha empezado en los últimos años. Sin embargo, los relatos coherentes de muchos individuos, que relatan cómo su mente deja de diferenciar el yo del resto del mundo resultan intrigantes. Me parece fascinante que nuestra mente pueda sostener perspectivas tan radicalmente diferentes en relación al yo y que seamos capaces, al menos en teoría, de pasar del yo al no yo en determinadas condiciones. Además, la disolución del ego podría aportar un valor terapéutico significativo para ciertos trastornos como la depresión y el trastorno de estrés postraumático. En capítulos posteriores veremos que no necesitamos ir muy lejos para experimentar cierta pérdida del sentido del yo: cuando estamos sumergidos en una tarea realmente apasionante o en extremo amenazadora, también dejamos de experimentar el yo, y la actividad de la red neuronal por defecto queda desactivada.

En psicología, se considera que el yo representa nuestra identidad, que incluye aspectos cognitivos, emocionales y sociales que nos hacen ser lo que somos. También se cree que está compuesto por subunidades, como la autoconcienica, el autoconocimiento, la autoestima, etcétera. Naturalmente, en gran medida el yo depende de la memoria, aunque no de forma exclusiva: recordemos los aspectos que conforman nuestro ser, lo que nos gusta y nos disgusta, lo que tememos y deseamos, nuestros vínculos con el mundo, nuestra identidad a nuestros ojos y a ojos de los demás, y así sucesivamente.

En psicología clínica hay otro debate interesante en relación con una variante del yo. Liderado por el gran psicoanalista y pensador Donald W. Winnicott, se dice que hemos de tratar con un yo verdadero y con un yo falso. (Más tarde, Erich Fromm llamó pseudoyó a este yo original.) Según Winnicott, el verdadero yo es la sensación que desarrollamos cuando experimentamos el mundo, la realidad, siendo niños pequeños, y nuestras respuestas auténticas y espontáneas a nuestro entorno. Mantener y desarrollar ese verdadero yo requiere de respuestas adecuadas por parte de nuestros cuidadores, fundamentalmente de nuestros padres. Cuando nuestras acciones no reciben la respuesta deseada, nosotros, en tanto niños pequeños, atendemos, por el contrario, a sus expectativas. Esto conduce a la aparición de un falso yo complaciente que nos hace menos auténticos, menos espontáneos y más entregados a las expectativas de nuestro entorno. Nos perdemos a nosotros mismos. Esta distinción entre el yo verdadero y el yo falso no es idéntica al Mí y al Yo de James, pero refuerza nuestra intuición de que la construcción del yo, ilusoria o no, es fundamental para el sentimiento de existir.

Los filósofos cognitivos suelen dividir el yo en dos tipos. Uno es el yo *narrativo*: la identidad individual conceptual que persiste en el tiempo, el yo al que contamos nuestro relato y que equivale al *Yo*; es el yo reflector, agente. El segundo es el yo *mínimo*: un yo momentáneo y semejante al *Mí*, el objeto que experimenta. Ambos tipos de yo se han relacionado con nuestro bienestar psicológico, y cada uno de ellos parece estar mediado por redes y regiones cerebrales un tanto diferentes.

Poco a poco, el cerebro que hay detrás del yo empieza a ser estudiado con más profundidad, pero ya disponemos de amplia evidencia de que la red neuronal por defecto es la red cortical que regula más estrechamente nuestra sensación del yo y que el contenido de la divagación mental implica procesos autorreferenciales. Esto ha sido demostrado por manipulaciones experimentales en el laboratorio. Tomemos uno de estos estudios como ejemplo, un estudio IRMf cuyo objetivo era comprobar directamente la conexión entre los procesos autorregulados y la red neuronal por defecto.[18] En este estudio se dieron tres condiciones experimentales. En la condición autorreferencial, los participantes observaban el nombre de diversos rasgos, como «afortunado» o «escéptico» y tenían que decidir si esta palabra los describía. En la condición no autorreferencial, los participantes tenían que contar el número de vocales en cada palabra que apareciera ante ellos. Aunque las palabras presentadas eran similares en ambas condiciones, contar vocales es mucho menos personal y guarda menos relación con la propia identidad si lo comparamos con relacionar rasgos con nosotros mismos. La tercera condición es un estado de «reposo», que tiene lugar cuando pedimos a los sujetos que descansen y no hagan nada; es entonces cuando la divagación mental y la red neuronal por defecto suelen mapearse en los individuos. Los autores informaron de una significativa coincidencia entre la activación que la condición autorreferencial suscitó en la red neuronal por defecto y la activación producida por el estado de reposo, la condición de divagación mental, mucho más que en la condición no autorreferencial (contar vocales). Estos estudios apoyan nuestra revelación del vínculo entre la red neuronal por defecto y la sensación del yo.

Más específicamente, la red neuronal por defecto se ha implicado en el yo narrativo o el procesamiento autorregulado. El yo mínimo, aquel que experimenta «de primera mano», también involucra a regiones como la ínsula y la unión temporoparietal, responsables de la integración multisensorial y la interocepción, lo que tiene mucho sentido dado que la experiencia implica la integración de información que llega desde múltiples sentidos.[19] Por otra parte, la investigación realizada por Aviva Berkovich-Ohana demuestra que la actividad de la red neuronal por defecto se reduce con la menguante sensación del yo inducida a través de la meditación.[20]

Aún hay que trabajar mucho para comprender la neurociencia del yo. Es un área de estudio muy compleja, pero el vínculo entre la divagación mental y esta función cerebral vital es sólido. Probablemente, todos estamos familiarizados con lo obsesiva e irritante que puede resultar la preocupación mental por la autorreflexión, y esta es una de las razones por las que lograr cierto control sobre la divagación mental puede mejorar nuestra vida.

LA CHÁCHARA DEL YO

Hablamos con nosotros mismos todo el tiempo. El yo es la base, e incluso la causa, de nuestro diálogo mental, nuestro discurso interior, el narrador y crítico que llevamos dentro, esa voz que nos atormenta. Así ha sido establecido por el trabajo empírico y teórico de investigadores como Ethan Kross, de la Universidad de Michigan, Charles Fernyhough, de la Universidad Durham en Inglaterra, y Michael Gazzaniga, de la Universidad de California, Santa Bárbara.[21]

Podemos concebir el discurso interior como un hábito de la mente, pero se trata más bien de una característica. A grandes rasgos, el discurso interior se puede dividir en diálogo interior y en monólogo interior (hay otros nombres, entre ellos el pensamiento verbal, conversación encubierta con uno mismo, etcétera). En el *monólogo* interior, nos hablamos a nosotros mismos: narramos nuestra (mala) experiencia, ensayamos conversaciones venideras que planeamos o imaginamos que vamos a tener, y reinterpretamos o rectificamos interacciones verbales pasadas que tuvimos con los demás. El discurso interior ha sido relativamente poco estudiado, lo que no deja de sorprender dada su presencia constante, pero esto es comprensible debido a que es un fenómeno difícil de estudiar por razones técnicas. No podemos vigilar la mente de alguien para examinar su discurso interior, al tratarse de una experiencia muy personal, y los relatos individuales de los participantes en los experimentos no llevan muy lejos el estudio científico. De las dos teorías dominantes sobre la función del discurso interior, la primera alude al control de la cognición y el comportamiento y la segunda se centra en la memoria funcional.[22] Sin embargo, otra de las funciones del discurso interior consiste en traducir emociones y pensamientos abstractos a palabras y hacerlo de una manera inteligible.

Podemos realizar muchas tareas sin palabras, desde volar una cometa a hacer el amor. Somos seres absolutamente lingüísticos porque las palabras son la forma principal a través de la cual transmitimos nuestros pensamientos a los demás, y también son el camino fundamental para comunicarnos a nosotros mismos aspectos diversos de nuestra propia vida. El lenguaje utilizado por nuestra mente consciente es nuestro lenguaje hablado; imaginemos cómo podríamos comprender nuestros pensamientos si no fuera así. El lenguaje es tanto una herramienta o interfaz para la comunicación como una herramienta para el pensamiento. El hecho de que nos comuniquemos con nosotros mismos con frases correctas, completas y coherentes solo demuestra que es una fachada. Esto podría ayudarnos a comprender cómo los niños preverbales, y posiblemente los animales, podrían pensar sin haber desarrollado las capacidades lingüísticas. El pensamiento está activo en cierto grado, pero la comunicación de los pensamientos, que el lenguaje hace posible, sufre una demora.

Nuestro discurso interior se asemeja a pensar en voz alta. Todas las palabras son pensamientos, pero no todos los pensamientos son palabras. Hay imágenes visuales, música, sensaciones corporales, emociones y otros sentimientos indescriptibles. Más allá de las posibles funciones del discurso interior para fomentar el desarrollo, la memoria, la salud mental, la cognición, la conducta, las simulaciones y la planificación, lo utilizamos para elaborar, más para nosotros mismos que para los demás, la motivación de nuestros pensamientos, deseos y acciones. Además, el discurso interior es una herramienta eficaz para traducir la información que nos llega del subconsciente en un lenguaje que nuestra mente consciente pueda comunicar posteriormente. Por mucho que los científicos se hayan atrevido a acercarse a la mente subconsciente con experimentos rigurosos (una orientación académica difícil, razón por la que se ha avanzado tan poco), no sabemos qué lengua se habla en el mundo subconsciente. Pero cuando un pensamiento está lo suficientemente maduro como para cruzar la frontera y presentarse a sí mismo de forma consciente, como las revelaciones en el psicoanálisis o las intuiciones que se manifiestan de forma inesperada, tiene que aparecer en un lenguaje que podamos comprender. A veces esto no basta, y nos embargan sentimientos difusos como «No sé por qué, pero no soporto a este tipo» o «Esto pinta mal, no voy a participar». La mayor parte de los argumentos suceden entre bastidores y no se pueden verbalizar ni siquiera mentalmente debido a la dificultad de acceso. Decirme a mí mismo, mentalmente y con palabras reales «Saldré a correr a las cinco en punto» implica hacerme consciente del plan que acabo de concebir. Podría ser un plan ideado conscientemente o decidido de forma subconsciente, pero solo soy consciente del mismo en cuanto lo expreso en palabras. Por lo tanto, el discurso interior también puede considerarse como el lenguaje de la conciencia.

El *diálogo interior* ofrece funciones adicionales en comparación con el monólogo interior. El diálogo interior equivale a jugar al ajedrez con uno mismo: no intentas engañar o vencer a un adversario, no hay sorpresas, todo es predecible. Dicho esto, este es el principal método para dirigirnos al yo elusivo, una conversación entre el Mí y el Yo. Es el Mí tratando de apaciguar al crítico interno, una conversación sobre lo correcto y lo incorrecto, lo bueno y lo malo, y la búsqueda eterna de aprobación.

Yo: Tenemos que decirle que no funciona.

Mí: Sí, pero entonces no volveremos a verla, y me encaaaaaanta pasar tiempo con ella.

Yo: Bueno, no está bien que albergue esperanzas.

Mí: Solo un poco más. Vamos, ya es mayor y tendrá tiempo de irse.

Yo: No, esta no es forma de tratar a los demás; cielos, eres tan egoísta. Además, estar con ella cuando sabes que es malo para los dos te impide encontrar a la señora Correcta.

Mí: Vale, pero esperemos a que pasen las vacaciones.

Yo: Seguro, pero ¿crees que puedes disfrutar de las vacaciones sabiendo que las cosas no son reales? ¿Cuándo dejarás de aplazarlo todo?

Mí: ¡Claro que dejaré de hacerlo!

Yo: ¿Como cuando dijiste que no aplazarías aquello...?

Mí: Oh, ¿recuerdas aquella gran idea mía, la de que aplazar las cosas es bueno para la creatividad?

Yo: Ya te estás escaqueando otra vez. Déjalo. Disfruta de tus vacaciones, perdedor.

Mí: Te vienes conmigo, jefe, pero estate calladito y déjame a mi aire.

Negociamos cuestiones morales y prácticas con ese otro yo interior, tal como negociamos con los demás. Podemos pensar en los dos lados del diálogo interior como en una conversación entre un adolescente y su padre; el adolescente tiene experiencias, se sumerge en ellas y quiere vivir el instante, mientras el otro yo es un adulto que juzga y reflexiona. No se trata de una distinción nítida o inequívoca, pero es una buena forma de examinar la agenda típica de las dos voces que habitan en nuestra cabeza.

La discusión del yo en sus diversos matices sirve a dos propósitos. En primer lugar, la presentamos aquí como uno de los principales contenidos de la red neuronal por defecto y de la divagación mental. Los dos capítulos siguientes abordarán otros contenidos esenciales. La segunda razón por la que pretendemos ser conscientes de la investigación y el pensamiento sobre el yo tiene como fundamento comprender que nuestra mente, y nuestra experiencia, varía drásticamente en función de la perspectiva que adoptamos en relación con nuestro yo. La perspectiva general con la que asumimos una experiencia puede ser inmersiva o la de un observador externo; cada una de ellas produce una experiencia totalmente diferente. La distinción entre observación e inmersión casa bien con las distinciones que hemos examinado antes, en especial con el Yo versus Mí de William James.

Capítulo 5
ASÍ ES COMO SURGE ALGO POTENCIALMENTE PERVERSO

LA SEGUNDA CONSIDERACIÓN POPULAR de lo que ocupa nuestra mente y la red neuronal por defecto cuando divagamos tiene que ver con el proceso de descifrar a los demás: sus intenciones, sus disposiciones y su estado mental. Y no es de extrañar, *a posteriori*, que esta pesada maquinaria cortical trabaje tan intensamente en la comprensión de los otros. Obtener una buena lectura de lo que los otros piensan y sienten es, por subestimar de forma significativa esta cuestión, perniciosamente difícil. Sin embargo, nuestra supervivencia depende en gran medida de ello. Esto se explica en parte porque entender bien a los demás contribuye a percibir las amenazas que nos plantean. Pero también es esencial para colaborar con eficacia con ellos. Por lo tanto, nuestra mente evolucionó para involucrarse profundamente en esta tarea. De hecho, algunos teóricos evolutivos sugieren que las demandas computacionales exigidas para la interacción social con los otros explican por qué los seres humanos desarrollaron un cerebro tan grande.[23]

NUESTRA COMUNICACIÓN CON LOS DEMÁS
Y CON NOSOTROS MISMOS

La comunicación es fundamental para cualquier interacción. En realidad, muchas disputas humanas tienen su origen en malentendidos. Esto no es un hecho científico, pero estoy seguro de que muchos lectores estarán de acuerdo. Después de todo, explicar qué hemos querido decir no es tan fácil como parece. Nuestra creencia subjetiva nos dice que hemos sido comprendidos y que nuestras intenciones, al menos cuando son honestas, están perfectamente claras. Sin embargo, hay muchos factores que interfieren en la transferencia de información.

El filósofo Ludwig Wittgenstein estaba fascinado por la comunicación humana y por la necesidad de claridad. Consideraba que explicarle algo a alguien se asemejaba a transferir una imagen que tenemos en la mente a la mente de otra persona de la forma más exacta posible. Nuestro pensamiento es, en gran medida, visual, por lo que no es una metáfora descabellada. Imaginemos que queremos decirle a nuestro amigo de otro planeta que nos gusta el helado. ¿Cómo lo describiríamos? ¿Frío, lácteo, dulce, colorido, servido en un cono, una sustancia entre sólida y líquida? ¿Bastaría eso para que nuestro amigo entendiera qué es un helado, para que entendiera su sabor y las emociones que evoca? En absoluto. Normalmente, no encontramos estas discrepancias, y la mayor parte de las personas con las que hablamos han sido expuestos a entornos similares a los nuestros, pero la posibilidad de malentendidos sigue siendo enorme. Tomemos el ejemplo de alguien que dice «Sí, vale» o, mejor aún, «Olvídalo», excepcional por sus muchos significados (basta con ver la película *Donnie Brasco* para un largo tutorial sobre este aspecto). Detectar el sarcasmo requiere habilidades sociales y semánticas extremadamente sofisticadas, razón por la que los niños pequeños no suelen percibirlo y por la que incluso los asistentes personales de inteligencia artificial se quedan estupefactos ante ello. Si probamos a trasladar comentarios sarcásticos a Siri o Alexa, ya veremos lo que pasa. Otro ejemplo de los obstáculos cotidianos en la comunicación: pedir permiso para llevar al perro al trabajo. Tu jefe imagina un enorme bulterrier, sucio, peligroso, ruidoso e hiperactivo, mientras lo que pretendemos llevar es una bola de pelo blanca dormida y deprimida. Es fácil comprobar hasta qué punto imágenes diferentes en mentes distintas pueden provocar malentendidos entre los seres humanos.

No somos conscientes, o al menos no permanentemente, de todos los obstáculos a la claridad. En una conversación habitual, tenemos expectativas respecto a lo que vamos a escuchar. A menudo anticipamos el final de la frase de un amigo. Podemos equivocarnos, pero nos solemos atener a nuestra anticipación. Y lo más importante, nuestra percepción personal de la realidad sufre muchas distorsiones, de modo que en la comunicación entre dos personas son dos realidades individuales las que se distorsionan de un modo diferente al intentar entenderse entre sí. Y, por encima de todo, tendemos a comprender palabras, conceptos, ideas y emociones desde nuestro punto de vista. Imaginamos que la perspectiva de la otra persona es similar a la nuestra. Alguien dice que su bebida sabe a batido de lichi. Quiere decir que no le gusta el sabor porque odia los lichis, pero nosotros pensamos que le encanta la bebida, pues adoramos esa fruta. Y este es solo un ejemplo de malinterpretación benigna debida a la falta de perspectiva, concepto que llamamos teoría de la mente, la capacidad para introducirnos en la mente de alguien. De hecho, nuestra escasa pericia a la hora de imaginar lo que sucede en otra mente, que normalmente se traduce en una gran discrepancia respecto a la confianza en nuestra capacidad de hacerlo, hace de la comunicación humana una tarea arriesgada.

Sin embargo, tal vez nuestro mayor obstáculo a la hora de comunicarnos con los demás, y también con nosotros mismos, reside en nuestra incapacidad para acceder al origen de la mayor parte de nuestros pensamientos y emociones. Simplemente, no somos conscientes de esas fuentes, tal como hemos desarrollado antes. Ahora disponemos de hallazgos fascinantes y casi aterradores en relación con cómo nuestros pensamientos, emociones, decisiones y conductas se determinan al margen de la conciencia. El subconsciente tiene múltiples funciones y beneficios. (Permítanme señalar aquí que el término «subconsciente» es muy controvertido, porque no existe una definición unánimemente aceptada y porque muchos científicos ni siquiera aceptan su existencia. Abordar estas controversias escapa al propósito de este libro. Dado que evitaré algunas de las principales afirmaciones de Freud sobre el subconsciente y me centraré más en los procesos mentales de los que simplemente no estamos al tanto, estas controversias no son relevantes en la presente obra.) Entre los interesantes beneficios de la operación subconsciente incluimos las funciones cognitivas y afectivas. Lo cognitivo incluye procesos como la «incubación», donde lo subconsciente evalúa y prueba múltiples soluciones a un problema hasta que encuentra la óptima y solo entonces permite que ese conocimiento aflore a la mente consciente. De hecho, la divagación mental y la red neuronal por defecto están relacionadas con la incubación creativa.[24] Cuando esto sucede, el yo consciente lo experimenta como una poderosa intuición, una respuesta visceral, un presentimiento, un momento eureka o una epifanía. Así es como lo percibimos. Estos procesos entre bambalinas también pueden resultar monótonos, como intentar recordar el nombre de cierta persona, por lo que el subconsciente libera a la mente consciente de los detalles tediosos y nos deja libres para abordar tareas mentales más interesantes. El otro beneficio potencial del funcionamiento subconsciente consiste en protegernos de emociones abrumadoras y «cuestiones» personales que habrán de resolverse cuando estemos preparados, pero en este punto la investigación neurocientífica es escasa.

El hecho es que en gran medida somos dirigidos por nuestro subconsciente. Nuestro control sobre nuestra propia vida es, en muchos aspectos, una ilusión. El subconsciente toma una decisión, y solo nos queda recurrir a nuestra conciencia (y creatividad) para fabricar una excusa, o la hipótesis más probable, que explica por qué hacemos lo que hacemos. Mike Gazzaniga y Joseph LeDoux lo llaman *el intérprete*, que según se dice reside en el hemisferio izquierdo. Es divertido y fascinante descubrir que nuestro deseo de controlar nuestra mente nos induce a elaborar un relato sobre cada pensamiento y acción, tan solo para evitar que cualquier movimiento mental escape a nuestra propiedad personal, a nuestra voluntad. En cierto modo evocadora de nuestra necesidad de etiquetarlo todo con un nombre, nuestra persistencia al imaginar las fuentes de nuestros pensamientos y emociones se vincula a nuestra desesperada necesidad de sentido y certidumbre en el mundo. En gran medida, el subconsciente nos dirige, y la mente consciente elabora explicaciones.

Esto no quiere decir que nuestra mente subconsciente lo decida todo por nosotros, en lugar de nuestro yo consciente. Nuestra mente consciente es sin duda responsable de muchos aspectos de nuestra vida racional, conductual y deliberativa. Y más allá de su papel al dar forma a nuestras decisiones, la mente consciente ejerce un rol ejecutivo a la hora de controlar el alcance con el que atendemos a los pensamientos y decisiones que nos llegan desde el subconsciente. Es el portero, al menos cuando somos capaces de ejercer las inhibiciones adecuadas. Platón hablaba del conductor de carros que dirige dos caballos, uno noble (la mente consciente) y otro salvaje (el subconsciente). No somos animales que actúan en función de los deseos e impulsos que se nos presentan, pero seguimos reaccionando a muchos de ellos sin comprender por qué, y como resultado no gozamos del control que creemos tener. Incluso en el caso de decisiones que parecen plenamente conscientes y cerebrales, hay un componente subconsciente, grande o pequeño, que no podemos apreciar precisamente por su naturaleza subconsciente.

Después de vivir muchos años en Estados Unidos (me fui allí desde Israel con Maria, por aquel entonces mi novia, para estudiar el doctorado, en 1994), empezamos a pensar en regresar cuando se presentara la oportunidad. Recuerdo que en uno de los viajes que hice para comprobar esa posibilidad, yo esperaba mi conexión aérea y decidí abrir el portátil y hacer una lista de los pros y contras de semejante movimiento en comparación con la posición y otras ventajas de las que disfrutaba en Estados Unidos, no solo laborales, sino también para la familia, escuelas, seguridad, economía y todos los posibles criterios en los que fuera capaz de pensar. Israel estaba muy lejos de ocupar el primer lugar en relación con la lista que había elaborado, pero recuerdo que cerré el portátil y me dije a mí mismo: «Bien, nos vamos a Israel». Era justo lo contrario de lo que sugería la lista, y desde luego no el efecto de la mente consciente en función de un resultado eventual.

No sabemos mucho de los contenidos y procesos inconscientes, a pesar de las muchas ideas extraordinarias que se han escuchado a lo largo de los años y que nos demuestran hasta qué punto el subconsciente nos fascina. Sin embargo, en términos relativos sabemos mucho de las diferencias cognitivas y perceptivas entre la mente consciente y la inconsciente (utilizo «inconsciente» y «subconsciente» de forma intercambiable, aunque no hay consenso respecto a que sean conceptos equivalentes o distintos). Sabemos que la mente consciente opera serial o secuencialmente, una operación detrás de otra, mientras que el inconsciente procesa la información de forma más simultánea. Por otra parte, la mente consciente tiene una capacidad limitada, en el sentido de que la realización de una tarea cognitiva está restringida por el número de elementos y el volumen de la carga mental; el subconsciente, sin embargo, se ve menos afectado en este sentido.

Nuestra falta de acceso a buena parte de lo que nos motiva es la razón que explica la imposibilidad de estar en contacto con nosotros mismos, o explicarnos ante los demás, o explicar a los otros ante nosotros mismos. No tenemos mucha idea de los fundamentos de nuestro propio ser. La naturaleza tuvo que tener una buena razón para hacernos evolucionar así, pero el resultado es una vida sembrada de malentendidos.

Tal vez la respuesta no consiste en explicar, sino en dejar que nuestro subconsciente haga su trabajo sin sentir la necesidad de producir una narración. La meditación es un posible método para alcanzar un estado en el que no nos aferramos a la sensación de controlar lo que pensamos y hacemos. Aquietar el ruido significa abandonar los intentos conscientes de explicación. Donald Winnicott dijo una vez que quienes no confían en su subconsciente escriben un diario. Yo, por mi parte, confío.

El otro día fui a comer con Olivia, a quien conocí en un retiro de meditación hace un año. En aquel lugar apenas hablamos (después de todo, era un retiro de meditación), y la única interacción desde entonces fueron dos mensajes de texto que ella me envió para quedar y tomar un café, y que por alguna razón yo no había respondido hasta entonces. Dos seres casi por completo extraños entre sí que se reunieron una hora para comer y conversar como viejos amigos. ¿Cómo es posible? Conozco a muchas otras personas desde hace mucho más tiempo y no me siento tan cercano a ellas. Una respuesta es que nuestras inclinaciones influyen en nuestra percepción y, por lo tanto, en nuestra comunicación. Buena parte de nuestra vida sucede en nuestro cerebro. Podemos ser enemigos o viejos amigos, en función, tan solo, de lo que tenemos dentro. Y, como hemos señalado aquí, nuestra capacidad para comprender lo que realmente está pasando en nuestra mente, y en la mente de los demás, es muy limitada. Por esta razón nuestro pensamiento sobre la mente de los demás recibe el nombre de *teoría de la mente*; en realidad, la desconocemos. Sin embargo, intentamos constantemente deducir lo que los demás piensan, porque el contenido de la mente de otra persona influye en su conducta, y anticipar esa conducta es de suprema importancia para nosotros, situados en el extremo receptor de la misma.

TEORÍA DE LA MENTE Y RED NEURONAL POR DEFECTO

La teoría de la mente, que a veces también recibe el nombre de mentalización –nuestro perseverante intento de deducir las intenciones, emociones y creencias de los demás– es el segundo contenido de la divagación mental y la red neuronal por defecto. La investigación que las vincula es reciente, pero pujante. Volvamos a examinar un estudio representativo que resultó fundamental a la hora de establecer esta relación.[25] El objetivo de este estudio era buscar una potencial coincidencia entre la actividad IRMf cuando los participantes cultivan explícitamente la teoría de la mente y la actividad IRMf en la red neuronal por defecto durante el descanso (divagación mental), a fin de comprobar directamente una conexión que hasta entonces era solo una hipótesis. Una coincidencia significativa implicaría que durante la divagación mental nuestra red neuronal por defecto está comprometida con la teoría de la mente. Los investigadores fueron, sin embargo, más lejos. Se propusieron buscar evidencias más sólidas para descubrir si la red neuronal por defecto es, de hecho, la red que media la teoría de la mente, los procesos autorreferenciales y la prospección (que veremos con más detalle más adelante), todos los cuales se han sugerido como contenidos principales de la divagación mental, que aún no se había definido plenamente en aquel momento. Los participantes eran expuestos a imágenes de escenas cotidianas, como una familia sentada en torno a una mesa en un restaurante, y se les pedía hacer una de tres cosas. En la condición «yo», se les pedía que relacionaran la escena consigo mismos por medio de proposiciones guía como «Recuerda aquella vez en que saliste con tu familia». Esta instrucción inducía a los sujetos a referirse a su memoria personal, autobiográfica, para recuperar su propia experiencia. En la condición «prospección», respondían a la instrucción «Imagina un momento en el que saldrás con tu familia», lo que les llevaba a imaginar un acontecimiento futuro. En la tercera condición, la teoría de la mente, respondían a la cuestión «Imagina lo que piensa y siente el padre de la fotografía», lo que obviamente les hacía establecer inferencias en relación con la otra mente. En la condición de control, necesaria para la comparación, los participantes también veían imágenes «confusas», sin sentido, y tenían que presionar un botón en el teclado para emular las acciones de las otras condiciones. Las tres condiciones experimentales –el yo, la prospección y la teoría de la mente– activaban la red neuronal por defecto en mucha mayor medida que la condición de control, y el patrón de activación de las tres condiciones coincidía significativamente. Este estudio no solo demostró que la red neuronal por defecto está implicada en los constantes esfuerzos de la teoría de la mente, sino que también cumplió con procesos autorreferenciales y de prospección.

La red neuronal por defecto no es el único actor en nuestras consideraciones sobre la teoría de la mente. También están implicadas otras zonas del cerebro, como la amígdala –que a menudo se ha considerado, de forma un tanto simplista, como la sede de las emociones– y la ínsula, que se ha asociado con multitud de funciones, desde la conciencia situacional y los procesos corporales a la emoción, así como el funcionamiento cognitivo e incluso motor.

Mucho es lo que ignoramos sobre la neurociencia, pero lo que sabemos de las habilidades de la teoría de la mente me ayudó a ver las conexiones entre el resto de trabajos sobre la red neuronal por defecto y el mío propio. Mientras colocaba a los sujetos en el escáner, descubrí que, al realizar asociaciones visuales, establecían una forma de predicción basada en experiencias pasadas. No nos limitamos a recibir *inputs* visuales, extraemos de la memoria todo tipo de pistas que nos ayudan a construir lo que estamos viendo. Y esta acción asociativa se centra en la red neuronal por defecto.

En líneas generales, y como he explicado anteriormente, las asociaciones son una herramienta simple y elegante, y extremadamente poderosa, que el cerebro utiliza para codificar y recuperar los recuerdos, así como para ayudarnos a anticipar situaciones venideras. Cuando descubrimos una nueva información, la almacenamos en nuestra memoria conectándola (asociándola) a elementos previamente almacenados en el pasado y que en cierto modo están relacionados con ella. Podríamos codificar una mancha de café relacionándola con un elefante porque su contorno nos recuerda a este animal y esta es una forma de recordarlo, o memorizar una serie de dígitos tras descubrir algún tipo de patrón conocido. También codificamos ciertas cosas por medio de asociaciones basadas en la relevancia. Una silla se asocia con una mesa, un tenedor con un cuchillo, una luz roja con la señal de stop, y una persona que se nos aproxima con aspecto iracundo se asocia con «ponte a cubierto». El cerebro selecciona acontecimientos simultáneos o regularidades estadísticas porque los hechos que ocurren juntos tienden a tener una misma relevancia. Codificar mediante asociaciones también facilita la recuperación de la información. Nuestra memoria es una red masiva de asociaciones, donde todo está conectado con todo lo demás, con cierto grado de separación, de un modo análogo a otra red masiva de conexiones asociativas: internet. Sin embargo, más allá de la codificación y recuperación de los recuerdos, las asociaciones son el medio que explica cómo usamos el conocimiento anterior para ayudarnos a preparar el futuro. El sonido de un tren nos permite anticipar su llegada a la estación, la sonrisa de una mujer al otro lado del bar puede animarnos a acercarnos (el lector puede echar un vistazo al final de la película *Swingers* para encontrar una divertida excepción), y antes de ir al museo sabemos cómo vestirnos, que necesitamos dinero y que la visita durará, al menos, un par de horas. Incluso los pasos más triviales en nuestra vida están gobernados por las predicciones basadas en la memoria. Las asociaciones en la red neuronal por defecto implican predicciones en la esa misma red y en la divagación mental.

De no ser por las asociaciones, ¿cómo podría nuestra mente avanzar de un nódulo a otro en esta gigantesca red de recuerdos? Por esta razón me resultó muy interesante que otros investigadores entendieran que las habilidades de la teoría de la mente también son un tipo de predicción basada en la memoria. Sin embargo, a diferencia de nuestra capacidad de recurrir a asociaciones para anticipar acontecimientos en el mundo externo, no son tan exactas a la hora de predecir los procesos internos de otras personas. Tendemos a confiar en grado sumo en nuestra interpretación de lo que ocurre en la mente de los otros, pero esta interpretación no deja de ser, en gran medida, una simulación. Es un escenario fabricado que refleja lo que los demás podrían pensar o sentir y, por lo tanto, de sus posibles acciones, pero no se trata de observaciones verídicas, y están poderosamente sesgadas por nuestra propia experiencia pasada. Pensamos: «Se ha sacudido el pelo y me ha mirado con recelo porque se siente atraída por mí» o «Me ha escuchado perfectamente y me está ignorando, como solía hacer mi padre». Naturalmente, estas predicciones y asociaciones serán más fiables cuanto mejor conozcamos a la persona. Puedo anticipar con una gran exactitud lo que significa determinada expresión facial en mis hijos o en otros seres cercanos, o cuál será su probable respuesta a lo que tengo que decir. Con todo, proyectar este conocimiento hacia los demás no es tan fiable como nos gustaría pensar.

La mayoría de nosotros no percibe hasta qué punto avanza a ciegas a la hora de teorizar sobre las intenciones de las otras personas. El trabajo como neurocientífico no nos ayuda en esto. Hace un par de meses visité Estados Unidos y decidí hacer una parada en Cambridge, Massachusetts. Mi primer encuentro fue una agradable cena con dos buenos amigos, Daniel Gilbert y Jonathan Schooler, que también son dos avezados psicólogos que han escrito sobre la divagación mental. Durante la cena, Dan me contó que la semana siguiente iba a recibir el prestigioso premio William James en el encuentro de la Asociación de Ciencias

Psicológicas de Washington, DC. Añadió que, después de la ceremonia, sus tres mejores amigos se irían de copas con él para celebrarlo, y yo creí entender que él ponía a prueba si yo me consideraba un amigo lo suficientemente cercano como para sugerir unirme. Dije que lo haría, y él respondió que estarían encantados de que fuera con ellos. Muy bien. Pero, un momento, tal vez no...

Durante los dos días siguientes me sentí atormentado, preguntándome si había malinterpretado a Dan. ¿Realmente quería que fuera o solo había intentado ser amable? ¿Me había colado en una reunión de buenos amigos? ¿Y si le escribía para decirle que no podría asistir? ¿Se ofendería? Decidí no arriesgarme a ser un lastre y le envié una nota en la que le decía que, por desgracia, me sería imposible asistir. Dan envió una respuesta amable, como era habitual, y seguí sin saber si había malinterpretado la situación. Si realmente quería saber qué le pasaba por la mente, tendría que decidirme y preguntarle directamente, una buena práctica para todos nosotros cuando creemos que es importante estar seguros de que comprendemos a alguien. Y eso porque a menudo las conjeturas derivadas de la teoría de la mente van muy descaminadas, a veces de forma aparatosa.

El hecho de que nuestras interpretaciones son escenarios construidos en lugar de observaciones puras, y que nuestro cerebro se implique en esta actividad por defecto, queda patente en la frecuencia con la que anticipamos el final de una frase pronunciada por un amigo. Sin embargo, aun así, no pocas veces nos equivocamos. Por lo demás, es difícil dejar de hacer tales conjeturas. Una divertida demostración de esta compulsión se encuentra en un estudio que demostró que, en términos de atención y memoria, nos distrae más sentarnos junto a alguien que habla por teléfono que al lado de dos personas que mantienen una conversación cara a cara.[26] En el caso de la llamada, y dado que solo oímos una parte de la conversación, nuestra mente se apresura a completar lo que dice el interlocutor ausente.

Uno de los efectos más perjudiciales de la tendencia de construir escenarios mentales sobre los demás es nuestra propensión a formarnos una primera y rápida primera impresión de ellos, y a continuación depositar una excesiva confianza en esos juicios iniciales. Señalemos que las primeras impresiones no son teorías de la mente propiamente dichas, sino más bien una teoría de la personalidad, pero guían nuestras inferencias sobre los demás y en este sentido están en la misma categoría que la teoría de la mente. Al continuar con mi investigación en el papel de la red neuronal por defecto en las predicciones, empecé a explorar las operaciones de la teoría de la mente y descubrí que la primera impresión que nos provoca otra persona se puede formar en apenas treinta y nueve milésimas de segundo.[27] Y en cuanto a nuestra devoción a las mismas, el laboratorio de Alex Todorov en Princeton ha demostrado que los juicios realizados a partir de imágenes de candidatos desconocidos que se postulaban para gobernador de un estado remoto resultaron muy predictivos de los verdaderos resultados de las elecciones.[28] Aunque esto podría sugerir que esas primeras impresiones fueron milagrosamente preciosas, una mejor interpretación nos dice que los votantes en el estado también formaron su juicio sobre a quién votar en gran medida a partir de impresiones apresuradas, pese al aluvión de propaganda en favor del candidato y la cobertura informativa sobre las elecciones.

Hasta ahora hemos considerado dos contenidos clave que están presentes en nuestra divagación mental: nuestro yo y el yo de otros. Hay otras propuestas de subtipos adicionales de información y procesos que tienen lugar en la red neuronal por defecto, pero ahora nos centraremos en el que se erige como fundamento de todos ellos.

Capítulo 6
RECUERDOS FUTUROS: APRENDER DE EXPERIENCIAS IMAGINADAS

ME INTRIGABAN LOS HALLAZGOS sobre el papel de la red neuronal por defecto en el yo. Cuanto más descubría, mayor era mi fascinación, en parte porque al pue al principio mi propio trabajo al evaluar su función era muy nebuloso. Por último, mis primeros estudios sobre el procesamiento asociativo visual me llevaron a mis propios descubrimientos sobre la inclinación predictiva de la red neuronal por defecto. Pedía a los sujetos que se sometieran al escáner y les pedía que reconocieran objetos, a fin de descubrir qué regiones del cerebro participaban en el proceso. Un temprano descubrimiento clave consistió en que la gente percibe objetos de forma diferente en función del contexto en el que los perciben. En el estudio inicial, el primero de los que realicé, utilizamos recortes de las hermosas figuras elaboradas por el artista Haro Hodson, que fue dibujante del *Daily Mail* y del *Observer*, entre otros periódicos.[29] Como se puede ver en la página 96, no tenemos ningún

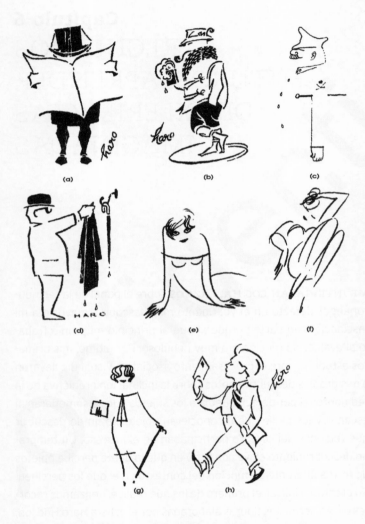

(a) Prelado. (b) Tipo ejercitándose en el bar. (c) En el desfile.
(d) Hombre de negocios. (e) Mujer en el suelo. (f) Mujer reclinada.
(g) Mujer caminando. (h) Chico de la oficina.

problema a la hora de completar los elementos que faltan, y reconocemos fácilmente las figuras, aunque la información proporcionada sea muy escasa. En nuestro experimento, recortamos y presentamos objetos individuales que podían aparecer en su contexto original, en un escenario atípico o aislados. El contexto, que incluye la identidad de los objetos que nos rodean, así como su posición relativa en el espacio, influyó directamente en la predicción de los participantes a la hora de identificar los objetos individuales, que de otro modo eran ambiguos. Por ejemplo, la pipa en (b) no era reconocida como tal si se la presentaba aisladamente, pero colocar el sombrero del personaje en su correcta ubicación original facilitaba el reconocimiento instantáneo de la pipa. Otro tanto ocurrió con los botones en (c) y el bolso de la dama en (g): bastaba con colocar algo relacionado con ellos, y en la posición adecuada, y la constelación de píxeles sin sentido adquiría significación. Nuestra forma de interpretar las cosas depende no solo de los objetos que pretendemos interpretar, sino también del entorno en el que aparecen. Las asociaciones generan predicciones, lo que nos ayuda a entender nuestro mundo.

LAS PREDICCIONES ASOCIATIVAS EN LA DIVAGACIÓN MENTAL

A partir de esta creciente investigación, me di cuenta de que, cuando visualizamos, pensamos asociativamente. Descubrimos que esta actividad activa buena parte de la corteza, una red masiva de regiones interconectadas. Y al comparar esta red con la red neuronal por defecto, coincidían notablemente.[30]

En un principio, esto resultó muy sorprendente, porque la mayoría de la literatura sobre la red neuronal por defecto en este punto, procedente de las voces más autorizadas en el campo, se refería al trabajo sobre el sentido del yo y la teoría de la mente que acabamos de cubrir. ¿Cómo podría yo explicar que la red neuronal por defecto también está implicada en establecer asociaciones y en el pensamiento asociativo? Al enfrentarme a este problema, descubrí que pensar en nosotros mismos y pensar en los demás depende en gran medida de asociaciones entre fragmentos de información relacionados en nuestra memoria y basados en la experiencia reiterada. Por ejemplo, al considerar el tipo de persona que somos en un momento determinado, tendemos a recordar nuestras palabras y acciones en situaciones similares en las que hemos participado en el pasado.

Nuestra mente deambula mientras establecemos conexiones. Puedo describir cómo divagan nuestros pensamientos tomando como analogía la progresión de una conversación que mantienen unos amigos en un restaurante. John comenta el horrible tráfico que se ha encontrado para llegar hasta allí, pero que en realidad no le ha importado porque su nuevo coche tiene un estéreo tan bueno que disfruta de cualquier oportunidad para subir el volumen y escuchar música con una gran calidad de sonido. La mención de la música a un volumen elevado lleva a Alexandra a recordar la pérdida de audición de su padre, que en su adolescencia escuchaba discos de Grateful Dead a toda potencia. Esto motiva a Jess a animar el ambiente y decir que le gustaría que los restaurantes ofrecieran helado Cherry Garcia de postre, lo que lleva a Adam a afirmar que le encantaría tomar un poco de helado, a pesar de haber empezado una nueva dieta; asegura que las dietas pobres en grasa son malas para la salud. John opina entonces que los medios de comunicación son muy falaces en la cobertura de los temas relacionados con la salud; cuando llega la comida, todos callan durante un par de minutos, antes de que se inicie otro hilo de asociaciones.

Las asociaciones son el vehículo de la deriva mental. Podemos especular con que nuestra divagación mental es un rasgo seleccionado por la evolución o por un error, el efecto secundario de una mente asociativa que sigue avanzando, pero, en todo caso, la divagación mental permitida por las asociaciones constituye una bendición a medias. Aunque establecer asociaciones es fundamental para encontrar nuestro lugar en el mundo, a menudo nos impide estar plenamente presentes en el ahora. Las asociaciones son como una fuerza gravitacional y atractiva que nos impide permanecer en un lugar mental durante mucho tiempo antes de que nuestra mente sienta la tentación de establecer otro salto asociativo por la sencilla razón de que es muy fácil hacerlo. De hecho, la mejor manera de detener nuestra tendencia automática a la divagación es aplicar activamente la inhibición, lo que no siempre es posible y resulta muy costoso en términos de energía y por su efecto negativo en el ánimo.

A nuestra mente le gusta centrarse en las asociaciones y, al preguntarme por qué, descubrí que una de las razones tiene que ver con que las asociaciones son muy útiles a la hora de permitirnos predecir qué va a suceder tomando como base el instante presente. Aunque ciertos intentos de predicción son complicados, como anticipar la caída de la bolsa o adivinar qué equipo ganará una competición, y otros, como hemos visto con las predicciones de la teoría de la mente, pueden ser profundamente erráticos, muchas de nuestras predicciones cotidianas no solo son bastante acertadas, sino fundamentales para nuestra vida. Si realizamos predicciones sobre un futuro inmediato y relevante a partir de asociaciones forjadas a través de la experiencia (por ejemplo, cómo reaccionará nuestro organismo ante un atracón de chocolate), a menudo lograremos un alto grado de precisión.

Buena parte de lo que hacemos en la vida se basa en estas predicciones basadas en la experiencia. De hecho, en gran medida nuestra existencia se basa en ellas. Nuestra mente elabora constantes escenarios hipotéticos, la mayor parte de los cuales son muy triviales. Si salgo con zapatos de vestir cuando cae esta nieve ligera, es probable que resbale. Si el gato salta sobre el aparador, tirará el jarrón. Estas cavilaciones acaban siendo triviales porque nos apoyamos en ellas con mucha frecuencia, automáticamente, y no pocas veces de forma inconsciente.

Mientras otros investigadores, y yo mismo, seguimos estudiando hasta qué punto la divagación mental participa de la predicción, un hallazgo que me pareció especialmente fascinante fue hasta qué punto buena parte de ella se consagra a un tipo particular de predicción: la construcción de simulaciones. La red neuronal por defecto queda atrapada en la visualización de pequeñas películas, que pueden llegar a prolongarse en el tiempo. Como anécdota, la expresión hebrea para este pensamiento simulado se traduce libremente como «comer películas» y, al igual que ocurre con ellas, pueden ser dramáticas. Al igual que con nuestra preocupación por pensamientos sobre nosotros mismos y las especulaciones de la teoría de la mente, estos escenarios pueden ser asombrosamente valiosos a la hora de prepararnos para los desafíos de la vida, pero también pueden resultar agotadores. Algunos son muy elaborados.

En un reciente regreso desde Alemania, mientras esperábamos nuestro equipaje, Nili, que es una criatura curiosa, recorrió la cinta transportadora para ver cómo el equipaje caía en ella. De pronto, mi mente simuló una escena en la que su vestido quedaba atrapado en la cinta y ella era arrastrada, ante los gritos aterrorizados de todos los presentes. Miré alrededor frenéticamente, buscando un botón de emergencia para detener la cinta transportadora, pero no descubrí ninguno, y entonces salté a la cinta para salvarla, liberando su vestido. Nili me trajo al presente al comentar que nuestras maletas acababan de aparecer. Por suerte, no se manifestó mi aterrador escenario, pero estaba listo en caso de que sucediera.

Evidentemente, nuestras simulaciones no siempre versan sobre catástrofes, pese a que yo soy un consumado maestro en ellas. Estas funestas ensoñaciones apuntan a por qué prepararnos para lo que viene parece haber tenido una prioridad evolutiva sobre el desarrollo de una maquinaria para apreciar el momento. La consecuencia desafortunada es que, al no habitar el presente con la frecuencia necesaria, nos perdemos buena parte de lo que resulta novedoso e interesante y que podría suscitar ideas creativas y enriquecer nuestra experiencia.

SIMULACIONES MENTALES A PARTIR DE ELEMENTOS ASOCIATIVOS

Las predicciones generadas por nuestros cerebros proactivos no solo son la base de complejas simulaciones, sino que constituyen la base de cada una de nuestras decisiones. El filósofo alemán Karl Popper dijo que dejamos que las hipótesis mueran en nuestro lugar. Las predicciones y simulaciones (el ensayo general de la mente), cuyo fundamento depende de las asociaciones, nos ayudan a evaluar el posible resultado de cada alternativa en el «árbol» de las decisiones y elegir la acción susceptible de producir el resultado más deseado. ¿Debería quedarme o debería irme ahora? Elegir un curso de acción, incluso qué tomar para el almuerzo, implica «ejecutar» una simulación interna de los múltiples futuros que se derivarán de cada decisión alternativa: casarse o no (pensemos en la famosa lista de los pros y contras del matrimonio, elaborada por Charles Darwin), viajar a Sudamérica o al Sudeste Asiático, elegir un pastel de queso o de chocolate. Cada decisión es una encrucijada con, al menos, dos opciones. Ejecutamos, conscientemente o no, una simulación rápida de los resultados posibles y el modo en que se desarrollarán las experiencias alternativas, y podemos hacerlo gracias a la memoria y a nuestras experiencias pasadas; elegimos entonces aquello que deseamos. Podemos anticipar la respuesta de nuestra pareja si volvemos a casa con flores o con basura recogida de la calle; podemos anticipar la sensación que, en nuestro paladar, nuestro estómago y nuestro cerebro, producirá el hecho de comernos esa barrita de chocolate, y somos capaces de imaginar el tiempo y el dinero que gastaremos en comparación con la diversión de ese viaje espontáneo. Básicamente, todas las decisiones están guiadas por la expectativa de una recompensa (o castigo). Y queremos la recompensa; es la que impulsa nuestros actos.

Nadia, nuestra hija mediana (la «central»), es una neurocientífica cognitiva innata, que me aporta intuiciones y sugerencias creativas para mis experimentos desde que tenía siete años. Inventó un brillante algoritmo para tomar decisiones difíciles. Lo que hace (y ahora también yo) es lanzar una moneda para elegir entre dos opciones y observar atentamente la respuesta inmediata ante el resultado. A continuación, elige entre las dos a partir de su reacción a la opción ganadora. Puede parecer trivial hasta que lo probamos; me sorprendió la intensidad del alivio o la decepción que llegué a sentir cuando ganó una de las dos decisiones que un segundo antes parecían equiparables. Esto demuestra que incluso nuestro mejor pronóstico para un determinado futuro no siempre es válido hasta que la decisión se ha tomado realmente, por lo que las simulaciones nos hacen avanzar solo hasta cierto punto.

No todas las decisiones son el resultado de simulaciones o deliberaciones prolongadas. Algunas son impulsivas, tomadas sobre la marcha, y no está claro que hayan sido sometidas a una simulación previa. Los niños son un ejemplo excelente. Aún no tienen la experiencia suficiente como para elaborar simulaciones, ni disponen de una corteza prefrontal lo bastante desarrollada como para ejecutarlas. Debido a este infradesarrollo de la corteza prefrontal, también carecen de inhibición y no comprenden las consecuencias potenciales, y tampoco se entregan a deliberaciones previas a las decisiones. Un día seguía con mi hijo Naor un sendero de *motocross* y al llegar a la cima de una pequeña colina frené en seco para comprobar lo que había al otro lado. Mi hijo gritó, frustrado y fastidiado: «¿Por qué, papá? ¡Así no es divertido!». Le expliqué que quería comprobar si era seguro saltar y minimizar sorpresas comprobando lo que nos esperaba al otro lado de la colina (el lector es libre de pensar si se trata de una colina metafórica), y sopesar nuestras opciones de una forma más informada antes de lanzarnos a la aventura. Él pensó que yo era un soso, pero tan solo utilicé lo que había aprendido a partir a mis muchos más años de experiencia.

Más allá de las decisiones impulsivas, otro tipo de decisión que no está precedida por simulaciones es la decisión adoptada de una forma más automática. Volvemos de correr un día caluroso, sabemos que queremos tomar algo frío y no nos importa si es agua o zumo de manzana. Parece que hay algunas necesidades obvias que no requieren de una simulación, ni siquiera de una decisión. Se trata de una respuesta automática, una asociación entre un estado y una acción, que hemos aprendido a fondo gracias a la experiencia. Es otro aspecto ingenioso del funcionamiento de nuestro cerebro, que automatiza aquello que hemos aprendido de modo que no sea necesario simularlo cada vez que nos encontramos en la misma situación.

Sin embargo, en la mayor parte de las decisiones utilizamos nuestra memoria y nuestras experiencias pasadas para elaborar esas predicciones y simulaciones. Si tenemos que imaginar la biblioteca en una ciudad que nunca hemos visitado o el sabor de la mermelada de frambuesas mezclada, por alguna razón, con pimienta negra, tendremos una muy buena idea de qué esperar al rescatar y modificar experiencias pasadas. Nos apoyamos en el pasado para aproximarnos al futuro. Para subrayar este punto, intentemos imaginar cómo será la vida después de la muerte o el aspecto de los extraterrestres. Parece completamente ficticio, fantástico y sin fundamento porque carecemos de una experiencia real en la que basar esas simulaciones. Al mismo tiempo, no tenemos ningún problema a la hora de imaginar a un león con medias de color rosa leyendo un libro en una hamaca situada entre dos palmeras e iluminada por la luna.

Almacenamos nuestras experiencias, a veces conquistadas con sangre, sudor y lágrimas, en la memoria y para el futuro, pero también conservamos nuestras experiencias simuladas, imaginadas, como «recuerdos». Las simulaciones son como experiencias reales, solo imaginadas, y sin el ruido de la experiencia real. La poderosa naturaleza de nuestro cerebro consiste en que esas ricas, elaboradas e informadas simulaciones acaban por ser almacenadas en la memoria y más tarde se recuperan para servir como guiones de nuestra conducta, al igual que los recuerdos verdaderos derivados de una experiencia real. Conducimos a casa por la noche e intentamos planificar la cena. En nuestra memoria encontramos la imagen de lo que había en el frigorífico por la mañana. Pensamos en esos ingredientes y en las recetas que sabemos hacer, así como en las señales corporales que nos indican qué nos apetece comer. Perseveramos hasta planificar toda nuestra comida. El resultado final de esta simulación, un plan, es conservado en nuestra memoria. Evidentemente, los guiones pueden versar sobre escenarios menos aburridos (pero útiles). Viajamos en un autobús local en alguna exótica carretera de la India. El conductor va muy deprisa y parece imprudente, y la carretera está llena de curvas; empezamos a pensar qué pasará si el vehículo vuelca. Pensamos en el posible golpe que recibirá nuestro cuerpo, contra qué impactará la cabeza y los hombros y cómo minimizar las contusiones, si el autobús vuelca del lado izquierdo o derecho. Pensamos en los otros pasajeros, en cómo ayudarlos y en cómo protegernos del equipaje suelto que pende sobre nuestra cabeza. Como en muchas otras simulaciones, las posibilidades de que esto ocurra pueden ser remotas. Sin embargo, si llega a suceder, seremos pasajeros preparados.

No importa el número de años que he dedicado a estudiar y pensar en este tema, nunca deja de impresionarme que seamos capaces de aprender de experiencias que nunca sucedieron, que nuestros pensamientos y nuestra imaginación puedan ser nuestros maestros.

Las simulaciones también pueden invocar sentimientos y emociones asociadas con la experiencia imaginada, a veces de forma muy fidedigna. Hay un encuentro científico anual al que he acudido desde hace muchos años y que se celebra en diferentes lugares de la costa oeste del estado de Florida. Recuerdo que, en una ocasión, durante el vuelo de Boston a Tampa, empecé a imaginar lo que iba a pasar en cuanto aterrizara, lo mismos acontecimientos que cada año: recoger el equipaje, ir a la oficina de alquiler de automóviles, elegir el Mustang rojo convertible (el científico loco...), conducir un par de horas, inscribirme en el hotel, deshacer el equipaje, ponerme ropa deportiva, ir a correr durante una hora a la hermosa playa, regresar, ducharme, bajar las escaleras hasta el estupendo restaurante del hotel, tomar una comida deliciosa y que me gusta, acompañada de cerveza, ver una película y dormir. Parecía una tarde perfecta gracias a la detallada simulación desarrollada por mi mente; me daba la impresión de haberlo vivido ya, y ya no tenía sentido llevarlo a cabo en la realidad. Por esa razón, me quedé en la cama. El realismo de las simulaciones podría explicar por qué las grandes esperanzas son, tan a menudo, decepcionantes: ya hemos obtenido la mayor parte de la diversión durante la simulación. Por otro lado, las esperanzas modestas dejan un mayor margen de experiencia. Sin embargo, el budismo me ha enseñado que a veces es mejor no tener ninguna expectativa en absoluto.

Las simulaciones vívidas también pueden actuar como un arma sorprendente contra la procrastinación y para incitarnos a realizar aquellas actividades ante las que nos mostramos reacios. Las simulaciones nos acercan los acontecimientos. Llamo *salivación mental* al proceso de lograr que las cosas resulten más plausibles a través de la simulación. Estoy tendido en la cama, con ninguna energía para ir a correr. Entonces empiezo a imaginar la inminente actividad en todo detalle: cómo me pongo la ropa de deporte, me ato los cordones, adhiero el teléfono al brazo, coloco la llave de la casa en el bolsillo de atrás y salgo por la puerta; al imaginar la ruta y lo que veré y sentiré durante el camino, toda la experiencia parece más inminente, sin barreras ni obstáculos entre mi mente y el acto de correr. Esto nos puede enseñar algo importante sobre el vínculo entre la actividad mental y la acción física. De hecho, simular mentalmente el proceso de preparación para un examen mejora el estudio y el rendimiento,[31] y la práctica mental ayuda a controlar el estrés en cirujanos novatos,[32] por señalar solo unos pocos ejemplos.

Un término que solía ser muy influyente en el estudio de la percepción y la acción, acuñado por el psicólogo J.J. Gibson, es la *usabilidad*: hasta qué punto los elementos reunidos por el objeto que tenemos ante nosotros nos permiten una acción específica. Este principio puede ayudar a diseñar las interacciones y es aplicable no solo al estudio de la percepción y la acción, sino también en arquitectura, publicidad, diseño de productos, etcétera. Las simulaciones extremadamente detalladas pueden aumentar la usabilidad percibida. Echar a correr parece más factible ahora que he contemplado los detalles. No solo incrementan la percepción de la viabilidad de un posible acontecimiento futuro; las simulaciones también nos recuerdan las emociones y recompensas asociadas a él, como la euforia derivada del ejercicio físico, lo que se suma a la motivación necesaria para levantarnos y emprender la actividad. El diseño de productos, por ejemplo, tiene que facilitar que un cliente potencial se vea a sí mismo utilizando el producto, por lo que debería resultar obvio cómo la acción pretendida es suscitada por el diseño. En realidad, todo nuestro cuerpo parece trabajar anticipadamente. Cuando estamos a punto de morder un limón o una barrita de chocolate, nuestra lengua responde con una salivación anticipada, lo que facilita la experiencia del sabor y, en consecuencia, nos ayuda a masticar y tragar.[33] Las simulaciones nos ayudan a preparar y aceptar las experiencias futuras.

En su conjunto, comprendemos que la memoria, con sus asociaciones almacenadas, se utiliza como medio para generar predicciones; las predicciones nos ayudan a preparar y optimizar, proactivamente, nuestra interacción con el entorno, y son utilizadas como los ladrillos de las simulaciones. Sin embargo, la red neuronal por defecto, la RND, y la correspondiente divagación mental, no solo concierne el futuro. En líneas generales, es un magnífico dispositivo para el viaje mental en el tiempo y una plataforma para diversos contenidos de pensamiento.

VIAJE MENTAL EN EL TIEMPO

La *palinopsia* es un curioso trastorno neurológico en el que una imagen visual persiste largo tiempo después de que el estímulo se haya desvanecido. Miramos durante un segundo a nuestro perro, desplazamos la vista al texto que estamos leyendo, pero seguimos viendo al perro, sobreimpuesto al texto. Este fenómeno tiene su origen en múltiples fuentes, como lesiones en la corteza visual, ataques epilépticos y sobreexcitación neuronal. Puede provocar ilusiones sobre el entorno o alucinaciones generadas internamente, y venir acompañado de diversos síntomas; el resultado, sin embargo, es igualmente debilitador. La palinopsia no es tan común (mi hija Nadia, que oyó mencionar este trastorno a un personaje de la serie *Teen Wolf* y eso despertó su curiosidad, me lo recordó hace poco), pero nos hace apreciar la percepción pura y los posibles efectos devastadores de la confusión.

Ahora imaginemos que vemos el mundo no como dos imágenes superpuestas, como en el caso de un paciente con palinopsia, sino como la superposición constante de tres imágenes no relacionadas entre sí, como esas transparencias en las que solíamos proyectar las diapositivas de, por ejemplo, una playa, una sala de conferencias y el primer plano de un rostro. Queremos concentrarnos en el rostro, pero las otras dos imágenes nos distraen y nos alejan de los detalles y la definición de la cara. Así es como la mayor parte de las personas pasan casi toda su vida, en un complejo caos de superposición, que sin embargo olvidamos. En un momento determinado, el contenido de nuestro pensamiento consiste en el presente (lo que ahora mismo se despliega ante nosotros), el pasado (alguna reminiscencia aleatoria o recuerdo que está o no relacionado de algún modo con nuestro presente) y el futuro (planificar, evaluar las consecuencias o, simplemente, preocuparse), como el dios Jano, pero con tres caras. Pensemos en ello: nuestra memoria funcional aloja al mismo tiempo el sabor del chocolate en la boca, la conversación que hemos mantenido con el cajero hace un minuto y el ejercicio que tendremos que hacer para compensar ese capricho: placer, culpa, imágenes y palabras mezcladas con el pasado, el presente y el futuro. ¿Cómo podremos sumergirnos en el presente, en la propia vida, con tanta competencia y exigencias paralelas a nuestras capacidades mentales?

La asombrosa capacidad de la mente para viajar en el tiempo es poderosa y puede ser útil. Al ser conscientes de nuestra inclinación a vagar en el tiempo, y a surfear entre diversos temas, deberíamos esforzarnos por aprovecharlo en nuestro beneficio. Evidentemente, necesitamos la capacidad de planificar (futuro) o aprender de nuestros errores (pasado), pero no queremos que esto interfiera en el placer que nos depara el presente. Por lo tanto, el viaje mental en el tiempo es tanto un regalo como una maldición; nos ayuda a prepararnos y a recordar, pero también nos priva del presente.

Hace poco encontré la grabación de un gran evento de una figura célebre, exitosa e interesante, y que ha sido un gran defensor del poder del ahora. En el vídeo, empezó diciendo que rara vez piensa en el pasado, pero yo lamento disentir. Tal vez no seamos conscientes de nuestro viaje mental temporal, y acaso seamos capaces de adiestrarnos para pensar conscientemente en el presente, pero ni siquiera podemos cruzar la calle sin algo en nuestra mente que se refiera a una experiencia pasada y que nos indique cómo tendrá que ser nuestro siguiente paso. La naturaleza ha decidido que vivamos la vida apoyándonos en nuestra experiencia acumulada. Habitar siempre el presente implica no beneficiarnos de la experiencia de toda una vida, almacenada en la memoria y que se nos transmite desde la mente.

«El precio de la libertad es la eterna vigilancia» es una cita que me encanta y que suele atribuirse a Thomas Jefferson (1826) y también a John Philpot Curran (1808). Ser un explorador es lo más cercano a la libertad que puedo imaginar, pero implica no solo aprendizaje y aventuras divertidas, sino también estar al acecho y no depender de la memoria. Mantener este constante estado de vigilancia intensa resulta costoso y peligroso, por lo que la decisión que la naturaleza toma por nosotros es muy comprensible. Sin duda, de vez en cuando podemos practicar el *puenting* literal o metafóricamente, pero no llegaremos muy lejos si este es nuestro único estado.

Y en cuanto al viaje mental en el tiempo, el poeta Alberto Caeiro (Fernando Pessoa) escribió:

Vive, dices, en el presente;
vive solo en el presente.

Pero yo no quiero el presente, quiero la realidad;
quiero las cosas que existen, no el tiempo en que están.

¿Qué es el presente?
Es algo relativo al pasado y al futuro.
Es algo que existe en virtud de que otras cosas existan.
Yo solo quiero la realidad, las cosas sin presente.

No quiero incluir el tiempo en mi haber.
No quiero pensar en las cosas como presentes;
quiero pensar en ellas como cosas.

En mis muchos retiros *Vipassana* a menudo me he preguntado cómo era posible que esos profesores que venían del extranjero se hubieran ocupado de los pormenores del viaje sin pensar en el futuro. Aparte del calendario, hay que elegir el mejor itinerario, combinarlo con otros planes, pensar en el transporte a y desde el aeropuerto, hacer el equipaje, pensar en lo que hay que terminar para disponer de tiempo, y estar listo para diversos contratiempos, como retrasos y pérdida de conexiones aéreas; todo lo cual implica simulaciones (futuro) basadas en la memoria (pasado). Obviamente, no podemos habitar el presente de forma constante y exclusiva; de haberlo hecho, la raza humana no habría llegado a la luna ni habría logrado gran cosa. Nuestro cerebro está diseñado para planificar y preparar, es un cerebro proactivo, por lo que es difícil combatir esta tendencia, y no siempre es aconsejable. Y aunque fuéramos capaces de eludir completamente la planificación –por ejemplo, viviendo en una cueva donde todas nuestras necesidades estuvieran cubiertas y no tuviéramos nada por lo que preocuparnos–, habría mucha planificación sin que fuéramos conscientes de ella. Incluso extender el brazo para asir un vaso de agua implica ejecutar un «plan motor» que supone optimizar el futuro por adelantado. ¿A qué distancia y velocidad, y con cuánta tensión muscular extenderemos el brazo? ¿Cuál será la separación entre los dedos y qué fuerza hemos de aplicar para no romper el vaso e impedir que se caiga? Una parte de nosotros está siempre ocupada con algún tipo de planificación; no todo lo lleva a cabo la red neuronal por defecto, ya que se activan más áreas cerebrales específicas. El secreto consiste en limitarlo a ciertas situaciones y funcionalidades. En este sentido, la meditación mindfulness contribuye a reducir el tiempo que pasamos en el futuro a lo estrictamente necesario y al mismo tiempo nos ayuda a estar atentos (conscientes) a la planificación que tiene lugar en nuestra mente.

La divagación mental, la fantasía o la ensoñación (en el contexto de la terapia más psicológica, que fue utilizada por Thomas

Ogdeen, por ejemplo) albergan, colectivamente, muchos tipos de contenido. Todas ellas tienen en común que estos diferentes contenidos cumplen una función útil, y al mismo tiempo todas implican que andamos un tanto descaminados y que no habitamos plenamente el presente. Cuando nos involucramos en una actividad específica y exigente, como hacer un crucigrama, conducir un deportivo o hacer el amor, nuestra mente está ocupada en cada una de estas actividades, para las que el cerebro ha reservado áreas, redes y patrones de actividad neuronal específicos. En esos momentos, la red por defecto albergará una menor proporción de contenido relacionado con la divagación mental. Dicho esto, la mayor parte de nuestras tareas cotidianas nos resultan lo suficientemente sencillas como para dejar sin utilizar algunos recursos mentales, y esta reserva se emplea para la divagación mental, para una sucesión de pensamientos que no guardan relación con la actividad presente.

En su conjunto, el uso de la red neuronal por defecto por parte de la divagación mental en sus diversas modalidades no es una realidad binaria, sino más bien un espectro de intensidades entre cuyas posibilidades se incluyen las siguientes: si participamos en una tarea muy absorbente, no nos quedan recursos disponibles para abandonarnos a la divagación mental, ni siquiera para la necesaria planificación de fondo; si estamos involucrados en una tarea de exigencia media, nos quedan algunos recursos para dedicarnos a la divagación mental; si no tenemos ninguna ocupación, como cuando estamos en la ducha o en un atasco de tráfico, toda o buena parte de nuestra red neuronal por defecto puede dedicarse a los pensamientos espontáneos de divagación mental, independientes de toda tarea, aunque lo que nos ocurre con más frecuencia es que se supone que estamos ocupados en una tarea, como escuchar o contemplar algo, pero nuestra mente vagabundea. Cuando en clase soñamos despiertos, nuestra única tarea, atender, ha sido secuestrada por el deseo de viaje mental de nuestro cerebro. El comediante Steven Wright tuvo la siguiente ocurrencia: «Intentaba soñar despierto, pero mi mente no paraba de vagabundear». La broma era graciosa porque todos sabemos que, cuando soñamos despiertos, nuestra mente divaga de un lugar a otro. Haya o no una tarea, nuestra mente corre. Si no se dirige hacia la consecución de un objetivo específico, se abandona a la ensoñación, la fantasía, la rumiación o la obsesión, centrándose en un aspecto del pasado o preocupándose por el futuro. Una cosa es segura: nuestra mente jamás permanece inactiva.

Capítulo 7
LA PÉRDIDA DE LA NOVEDAD

LOS SERES HUMANOS HAN NACIDO sintiéndose atraídos por lo nuevo. Según parece, los publicistas lo han sabido siempre. Los investigadores del desarrollo infantil han descubierto que incluso los bebés muestran una clara preferencia por observar un objeto nuevo en comparación a otro que les resulta conocido. Esta temprana preferencia por la novedad es tan intensa y estable que la utilizamos como una forma de estudiar el reconocimiento en los bebés preverbales. Por ejemplo, si mostramos un tomate a un bebé y a continuación un tomate y un pepino, su atención se centrará en este último, lo que demuestra que el tomate le resulta familiar. Su cerebro orienta al bebé hacia la novedad. Esto explica por qué los niños muy pequeños pasan tanto tiempo enfrascados con un clip.

LO NUEVO SIRVE AL FUTURO

¿Por qué nos atrae tanto la novedad? La respuesta tiene que ver con el verdadero papel de la memoria en nuestro ser. Queremos

ser capaces de predecir lo venidero, prepararnos óptimamente
para el futuro, y para generar esas predicciones, nos basamos en
la memoria, acercándonos al porvenir a través de nuestra experiencia pasada. Lo nuevo es aquello que no hemos anticipado,
por lo que inspeccionamos el descubrimiento y lo almacenamos
en la base de datos de la memoria, y así estaremos preparados
la próxima vez que nos encontremos con ese objeto o situación.
Dejarnos atraer por la novedad y quedar atrapados por todo lo
que nos resulta nuevo nos permite expandir el conjunto de situaciones para las que hemos de prepararnos. Esta es la razón por
la que la atracción por la novedad, tanto si nos gusta como si no,
y no son pocas las ocasiones en las que la rechazamos, está tan
afianzada en nosotros. Una mejor preparación implica mejores
opciones de éxito y supervivencia.

¿Cómo nos basamos en nuestra experiencia pasada para
establecer predicciones sobre la vida cotidiana? Según el marco de nuestro cerebro proactivo, cuando nos encontramos en
una determinada situación, inmediatamente nos esforzamos
por encontrar una analogía con situaciones similares en el pasado.[34] Recuerdo enseñar a mis padres las calles de Boston o San
Francisco por primera vez y cómo me sorprendía que mi padre
no dejara de comparar estos lugares con otros que había conocido. O cómo comparamos a alguien a quien acabamos de conocer
con otra persona. Un nuevo actor entra en escena y de inmediato nuestro cerebro trabaja para encontrar a alguien que nos re-
cuerde a él. El brillante científico de la visión David Marr afirmó
que el propósito de nuestro sistema visual es comprender lo que
tenemos delante.[35] Al pasear con mis padres por las nuevas calles, caí en la cuenta de que la primera pregunta que el cerebro
formula cada vez que encuentra algo no es «¿Qué es esto?»,
sino «¿A qué se parece esto?». Al establecer una analogía rápi-

da, conectando el *input* con la memoria existente, accedemos a un océano de conocimiento y asociaciones que se han acumulado a través de la experiencia. Vemos un nuevo tipo de silla, y aunque no la hayamos visto nunca antes, la seguimos reconociendo como silla porque comparte cierto número de elementos (patas, respaldo, etcétera) con la categoría de sillas que ya conocemos. Una vez realizada esta conexión, sabremos su función, su peso aproximado, e incluso su precio hipotético, y todo ello sin haber visto antes este objeto específico. Nuestra capacidad para interpretar y predecir nuestro entorno depende de nuestro pasado. Es una poderosa habilidad de nuestra mente, que tiende a subestimarse porque la practicamos muy a menudo y fluidamente en nuestro día a día, observando algo que no hemos visto antes y, sin embargo, recibiendo una inmediata cantidad de información al respecto.

Tiene sentido que la evolución fomentara nuestra atracción por la novedad, dado que aquello que no nos resulta familiar y no hemos anticipado podría representar una amenaza para nosotros. De hecho, nuestra mente interpreta lo nuevo como peligroso, por defecto. En una tarde de inverno en Boston, yo estaba sentado en el patio trasero cuando de pronto percibí, en la cadera derecha, un agudo y profundo pinchazo similar al de una aguja o una puñalada. El horror se apoderó de mí durante el breve instante que me llevó examinar el entorno y descubrir una gota de agua. Una gota congelada procedente de un carámbano que pendía sobre mí se había desprendido y se había colado entre mi suéter y mis pantalones vaqueros. Así de dramática puede ser la interpretación sin una expectativa previa. La gran mayoría de nuestras sensaciones, a cada instante, día tras día, son, hasta cierto punto, esperadas. Esto resulta difícil de creer y suena como si viviéramos vidas predecibles y aburridas, pero se trata del poder omnipresente de utilizar nuestra experiencia para anticipar percepciones, respuestas o el final de una película.

Sin embargo, la anécdota del pequeño carámbano también demuestra nuestra incapacidad para limitarnos a sentir, para percibir algo sin adherirle un significado. Yo recibí la sensación y mi cerebro se apresuró a buscar una explicación. Por qué elegí una causa tan dramática para la sensación es otra cuestión, pero lo hice. Si fuéramos capaces de sentir sin más, como el mindfulness y otras prácticas de meditación nos animan a hacer, habría observado la sensación sin entrar en pánico. Pero el ser humano no es así. No predije esa percepción y no pude sentir sin interpretación, por lo que mi cerebro le añadió un significado.

Recordemos las figuras de Haro del capítulo anterior. Los elementos ambiguos siguen siéndolo hasta que la información contextual reduce la incertidumbre de su identidad y sentido. Un secador ambiguo parece un taladro en el contexto de un taller y un secador en el contexto de un baño o una peluquería.[36] De modo similar, la palabra «banco» se interpreta como ribera o banco de arena después de una palabra que la vincula al contexto de un río, como «agua», y se interpreta como la empresa comercial que realiza operaciones financieras si, por ejemplo, viene precedida de la palabra «ahorros».[37] Pero hasta que la información contextual está disponible para reducir la incertidumbre, tendemos a las interpretaciones negativas, como en el drama del carámbano.[38]

Ajustar el nuevo *input* a la plantilla antigua es un mecanismo ingenioso para maximizar el significado y la certidumbre en nuestras vidas. Sin embargo, esta inventiva tiene su reverso. El trato está claro: o nos esforzamos en protegernos a nosotros mismos, adhiriendo sentido a nuestras sensaciones y respondiendo a esa comprensión tan pronto como sea posible, o suspendemos la interpretación y nos limitamos a sentir, pero nos exponemos a amenazas potenciales. Cuándo hacer qué es cuestión de conciencia y de práctica.

PERCIBIR LA MEMORIA

A medida que crecemos, desde la más temprana infancia, acumulamos experiencia y conocimiento gracias a la exposición al mundo físico que nos rodea. Poco a poco vamos creando una biblioteca en la memoria, que nos explica cómo funciona el mundo, las personas y las cosas; cómo conviene responder; qué nos gusta; qué deseamos; qué tememos, y así sucesivamente. De forma constante nos esforzamos por enriquecer esa biblioteca, como refleja lo que atrae nuestra atención y lo que queda en nuestra memoria una vez que ha pasado la experiencia. Cuando nos encontramos con una nueva experiencia –una situación, un estímulo, una imagen, un texto, una conversación, una persona, una película, un restaurante–, desplegamos esta biblioteca para ayudarnos a interpretar y responder a esa experiencia de una forma que nos parezca óptima. La influencia de nuestros patrones previos en la experiencia nueva se ejerce «de arriba abajo». Las expectativas basadas en la experiencia constituyen una poderosa forma de comprender nuestro mundo rápida y eficazmente, pero no son el único ingrediente en la cocina. Las concepciones previas, los deseos y los sesgos también descienden desde las regiones corticales de alto nivel y dominan lo que de otra forma habría sido una exacta y verídica comprensión de la vida que nos rodea.

En la filosofía de Immanuel Kant hay una distinción entre cómo percibimos las cosas en el mundo y lo él llamaba «la cosa-en-sí». Por un lado, tenemos la verdad física de los elementos del objeto de nuestra atención, la propia cosa, y por otro, la forma en que se aparece ante nosotros. La cosa-en-sí pertenece a las verdaderas propiedades del objeto o fenómeno observado –¿Es rojo? ¿Es curvo? ¿Es grande? ¿Está lejos?–, independientemente de quién observa o de si es observado en absoluto. Como explica Kant, «nosotros, considerando correctamente los objetos de los sentidos como meras apariencias, confesamos así que se basan en la cosa en sí misma, aunque no la conocemos en sí, sino en su apariencia, concretamente por medio de la forma en que nuestros sentidos son afectados por su esencia desconocida».[39]

La cosa-en-sí es la verdad, y la percepción es nuestra verdad individualizada. Así es como vivimos y como hemos vivido hasta ahora. Las ideas de Kant fueron defendidas y ampliadas de una forma singular en la obra *El mundo como voluntad y representación*, en cuatro volúmenes, de Arthur Schopenhauer, filósofo alemán y fascinante pesimista; en este libro, la representación es la apariencia y la voluntad equivale a la cosa-en-sí. Una vez más, nuestra mente nos hace confiar en nuestra percepción subjetiva. En muchos aviones, parámetros fundamentales como la presurización o la altitud del aparato tienen dos indicadores independientes. Después de algunos balanceos y cierta confusión sobre lo que está arriba y lo que está abajo, el piloto debe estar convencido de que su percepción de la orientación del avión es más exacta que la del indicador, así que instalaron otro para dejar claro al piloto que la cosa-en-sí es el indicador, no la percepción volátil y subjetiva.

Cada vez dependemos más de lo que ya sabemos y menos de lo que percibimos como novedad. Cuanto mayor es el número de nuestras experiencias, más interpretamos nuestra vida actual a través de la lente de nuestra memoria. Tristemente, más allá de cierta edad, la novedad es rara, y casi todas las situaciones cotidianas han sido experimentadas, de un modo u otro, en nuestro pasado. Cada vez exploramos menos nuestro entorno y lo encontramos progresivamente más familiar, por lo que no necesitamos una observación atenta. Ya hemos estado allí y lo hemos probado. Nuestra hermosa tendencia a prestar atención a cuanto nos rodea, a abrirnos y dejarnos absorber por lo que vemos, oímos y sentimos, desaparece inexorablemente.

Buscamos aquello que esperamos hasta el punto de descubrirlo incluso cuando no está presente. Numerosos estudios lo han demostrado gracias a lo que se conoce como triángulo de Kanizsa. Quienes observan esta figura ven un triángulo blanco en medio, pero se trata de una ilusión óptica. Las tres criaturas Pac-Man dan la impresión de tres ángulos alineados entre sí, y nuestro cerebro completa el resto. Vemos un triángulo donde esperamos un triángulo. Hasta el punto de que incluso las neuronas en las primeras regiones de la corteza visual responden a las líneas imaginarias como si fueran reales.[40] Gradualmente, la percepción se convierte en un proceso de verificación de las expectativas reconfortantes alojadas en la memoria y no tanto en una respuesta verídica a lo que percibimos en el mundo exterior.

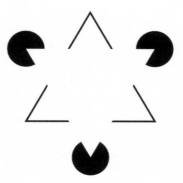

La neurociencia ha descubierto que lo que ocurre aquí es que la corteza prefrontal suministra información descendente sobre la naturaleza esperada del objeto en cuestión que indica cómo anticiparse a las neuronas de los primeros estadios de la corteza visual, en lugar de permitir que esas neuronas envíen información observacional exclusiva y sin filtrar a la corteza temporal, donde eventualmente se determinan las identidades. De otro modo, si nuestra percepción solo estuviera gobernada por la información ascendente, habríamos visto los tres Pac-Man, sin el ilusorio triángulo blanco. Pero nuestra percepción es una mezcla de la información descendente, procedente de nuestro cerebro, y la información ascendente procedente de los sentidos. Idealmente, la información ascendente nos transmite las propiedades físicas de nuestro entorno, y los procesos descendentes atribuyen sentido a esas percepciones. Sin embargo, como hemos visto, a veces llevamos demasiado lejos nuestras generalizaciones y nuestro conocimiento previo.

UNA MENTE FLEXIBLE PUEDE ENDURECER NUESTRO CORAZÓN

Hace no mucho, una mañana que salí a correr, me encontré a Quentin Tarantino: Quentin Tarantino, en Tel Aviv, paseando por el parque, en un camino rodeado de jóvenes madres que no lo reconocieron y sus bebés, detritos, cuervos y un entorno que en muchos sentidos distaba mucho de Hollywood Hills. En nuestro mundo aún más surreal, parece que podemos aceptarlo todo. Tarantino es uno de mis directores favoritos de todos los tiempos. Sin embargo, este encuentro no despertó mi euforia, porque, pese a la evidente excitación, me lo había encontrado en un café del barrio dos semanas antes y le había impuesto mi presentación como fan un tanto infantil. Haberlo visto una vez bastó para atenuar marcadamente mi reacción a la grandeza de mi privilegio: nuestra mente adaptativa.

¿Es la adaptabilidad un rasgo deseable? Sin duda, en la reciente pandemia nos ha ayudado a adaptarnos rápidamente a una nueva rutina que implica mascarillas, distancia social y una higiene reforzada, pero no todos los cambios en las circunstancias justifican que nos acostumbremos. No queremos adaptarnos a la presencia de leones o serpientes mientras paseamos por la jungla, sino que más bien preferimos permanecer alerta y atentos ante señales sospechosas. Del mismo modo, no quiero acostumbrarme al hecho de que la hermosa playa del Mediterráneo está a un paseo de diez minutos de mi apartamento; prefiero que la proximidad a este paraíso me entusiasme diariamente.

Como hemos visto, nuestro cerebro está configurado para la novedad; está sintonizado con lo desconocido y lo inesperado, a fin de que podamos sobrevivir, aprender y desarrollarnos. Por esta razón, la creciente familiaridad excita cada vez menos a nuestro cerebro. Un nuevo estímulo, ya sea el primer mango que probamos, la primera gota de sangre que vemos o nuestro primer paseo en la montaña rusa, despierta la máxima repuesta por parte de nuestras neuronas. Más neuronas responderán, y con más intensidad, a un acontecimiento novedoso que cuando la novedad se desvanece. La menor activación neuronal viene acompañada de una reducida producción de neurotransmisores, como la dopamina, que es la sustancia química que nos permite experimentar la fiebre del placer y de la novedad. En la mayoría de las circunstancias, lo que nos resulta conocido tiene menos recompensas.

El mismo mecanismo que nos ayuda a aclimatarnos a la posibilidad de terremotos y huracanes estacionales, en cuanto hemos experimentado un par de ellos, es el que nos hace disfrutar de *Pulp Fiction* un poco menos en el segundo visionado, y es la razón por la que, desafortunadamente, somos capaces de tomar nuestro helado favorito sin prestar atención. Sin embargo, acostumbrarse a lo bueno no se restringe solo al helado. Las relaciones nos hastían y las carreras terminan debido a nuestro cansancio de lo conocido. Es evidente que nuestra capacidad para tolerar los aspectos negativos de nuestra vida se debe a nuestra rápida adaptación, pero también que este poderoso don de aclimatación tiene el precio de hacernos disfrutar menos de las cosas buenas en cuanto estas se tornan familiares: una contrapartida dolorosa.

Y no solo eso: incluso en las circunstancias negativas, no está claro que adaptarse sea siempre lo que más nos interesa. ¿Realmente queremos acostumbrarnos a todo tipo de penalidades? Un marido abusador, un motor de coche que falla constantemente, la opresión sufrida por muchas personas y otras injusticias son solo unos pocos ejemplos de situaciones en las que las personas se adaptan para tolerar algo que no deberían asumir. Escuchar a un primer ministro que incita al racismo y divide a la nación con sus comentarios, a un presidente que engaña y miente o a un gigante tecnológico que vende nuestra información personal fue demoledor cuando aparecieron las primereas noticias, pero ya ha dejado de serlo. Da la impresión de que, debido la familiaridad instalada a través de la repetición, nos hemos acostumbrado a acciones y opiniones que habrían escandalizado a nuestros padres. Pero nos limitamos a suspirar y a pasar página.

¿Podemos engañar a este equilibrio evolutivo? ¿Podemos ejercer un control voluntario a fin de disfrutar de lo conocido como si fuera nuevo cada vez (¿somos capaces de imaginar cómo sería la vida si sintiéramos cada beso como el primero?) y resistir a la adaptación cuando esta debería ser evitada? Tal como no nos acercamos a la comida que previamente nos ha sentado mal, deberíamos mostrar aversión a los líderes corruptos, las relaciones abusivas y los técnicos eternamente retrasados, tal como nos disgustaron la primera vez.

Como en muchos de los retos de la mente, la mera conciencia forma parte de la solución. En casos extremos, una fuerza exterior tiene que recordarnos que nos hemos habituado a unas normas equivocadas; el movimiento #MeToo es un buen ejemplo reciente. Pero en la mayoría de los otros casos, pensemos en el muchacho que plantea una pregunta que nos hace sentir incómodos porque nunca la hemos formulado: por ejemplo, «¿Por qué el lago es azul un día y verde al siguiente?» o «¿De dónde procede la expresión "la ley del más fuerte"?» (busquémosla: otro ejemplo de un estándar que no deberíamos aceptar). Podemos ser ese muchacho volviendo ocasionalmente a los temas ante los que nos hemos insensibilizado.

Más allá de los casos en los que pretendemos seguir siendo honestos con nosotros mismos no acostumbrándonos a la información que no se ajusta a nuestros auténticos valores, necesitamos adoptar una estrategia de atención o adaptación selectiva. Para algunos es un proceso natural. Mi abuelo era célebre por interrumpir una cena con toda la familia para invitarnos a contemplar un tenedor durante un largo minuto. ¡Qué gran invento!, ¿cómo hemos podido llegar a comer sin él? Por no mencionar el placer con el que cada día, durante décadas, elogiaba el café después de la siesta. No todo el mundo tiene la suerte de apreciar de una forma sincera y duradera el mundo cotidiano y familiar, aunque mis estudiantes, a los que les divierte mi asombro cuando envío un mail a Australia y obtengo una respuesta un par de minutos después, están convencidos de que este rasgo apreciativo es genético.

Aparte de la frecuente conciencia de nuestras adaptaciones, hay otras formas de fomentar la capacidad para continuar viendo el entorno familiar bajo una luz nueva y revitalizada. La meditación es un ejemplo, pero el principio básico no se vincula a una práctica específica. Nuestra mente remite constantemente a la memoria, de modo que las experiencias pasadas puedan guiar nuestras acciones futuras de una manera informada. Como hemos visto, esto resulta muy útil, pero se convierte en un obstáculo cuando intentamos disfrutar de nuestra experiencia presente. Es comprensible que la evolución haya priorizado nuestra supervivencia a nuestra capacidad para apreciar el presente. Por lo tanto, tendremos que esforzarnos para reclamar lo que es nuestro. Clausurar nuestra constante referencia a la memoria y a la experiencia pasada y disfrutar de la flor que aparece ante la vista como si fuera una constante novedad no es un proceso que advenga naturalmente, pero es posible. Desconectemos de nuestra memoria cada vez que nos observemos cayendo en los viejos esquemas, siquiera para reevaluar todo aquello a lo que nos hemos adaptado inadvertidamente a lo largo de la vida.

Capítulo 8
LOS PATRONES DE LA MENTE Y SUS LÍMITES

BUSCAMOS LO CONOCIDO para ignorarlo en nuestra búsqueda de lo nuevo. Para conseguirlo, otorgamos una etiqueta significativa a lo que ya conocemos cada vez que se manifiesta ante nosotros: una flor, un coche, comida. Sin embargo, nuestra necesidad de sentido va más allá de etiquetar lo conocido.

NUESTRA DESESPERADA NECESIDAD DE SENTIDO

Los tanques de privación sensorial, o tanques de aislamiento, son depósitos llenos de agua salada a la temperatura de la piel humana, donde el individuo flota sin oír ni ver nada, y sin apenas sentir. Puede parecer relajante, pero en general la experiencia de estar desconectado del mundo físico exterior es tan antinatural que en el pasado los tanques de privación sensorial fueron utilizados como una forma de tortura. Con todos los beneficios que concede, la divagación mental no nos basta; necesitamos un mundo exterior, y necesitamos que sea significativo.

Nuestra necesidad de un mundo exterior tal vez queda demostrada de una forma más singular en un fenómeno conocido
como el *cine del prisionero*, que se refiere a relatos de prisioneros
que han estado confinados en la oscuridad, así como conductores de camiones, pilotos y quienes practican una forma intensa de
meditación (hay algo inquietante en el hecho de que camioneros
y practicantes de meditación cuenten lo mismo...), que aseguran
haber visto luces y colores imaginarios que a veces adoptan formas abstractas y, en otras ocasiones, un aspecto más concreto.
Algunos han detectado semejanzas entre estos relatos y las pin-
turas de las cuevas neolíticas.[41] Una frecuente explicación tiene
que ver con los *fosfenos* (libremente traducido del griego como
«espectáculo de luces»), fenómeno que consiste en ver luces sin
una estimulación externa, lo que puede ocurrir como consecuencia de la presión mecánica del ojo (como cuando nos restregamos
los ojos y percibimos luces) o debido a la actividad espontánea
en la corteza visual. En esta familia existen otros muchos fenómenos, como el *síndrome de Charles Bonnet*, en el que individuos
ciegos experimentan complejas alucinaciones visuales, o el *síndrome del oído musical*, en el que sujetos con pérdida de audición
experimentan alucinaciones auditivas musicales. Muchos de estos fenómenos y explicaciones se basan en relatos personales, y
como tales no siempre tienen una base científica sólida, pero demuestran la necesidad que tiene el sistema de un mundo externo, aunque este tenga que ser imaginado.

Por personal que pueda parecer, nuestra vida mental está
configurada por el mundo que nos rodea. También ocurre a la
inversa: nuestro mundo interior influye en el modo en que interpretamos el mundo exterior. Traducimos el mundo desde la
realidad a nuestra propia «realidad». Casi como si de una necesidad se tratara, interpretamos y atribuimos a la información en-

trante un significado familiar para sentir que la comprendemos o para creernos capaces de gestionar nuestra vida colocando los ítems en «cajas» preexistentes, o patrones, que residen en nuestra memoria. Lo conocido nos hace sentir cómodos. Así como no podemos evitar nombrar un sonido, etiquetar un hedor o categorizar un sabor que estamos percibiendo, nos resulta imposible no interpretar una situación en términos que nos resulten familiares. Esta es la razón por la que muchos sienten aversión hacia el arte abstracto y otras manifestaciones que se resisten a la interpretación; necesitamos poner nombres y etiquetas a todo lo que conocemos. Cuando Nadia, mi hija mediana, era pequeña y vio una obra de Pollock en un museo, su reacción fue decir: «Hay que hacer limpieza»; encontró pronto una etiqueta. Una década más tarde, pidió que la sometieran a la prueba del trastorno por déficit de atención e hiperactividad (nuestros tres hijos han heredado ese regalo de mí). Al principio, le dije que no hacía falta porque yo no iba a permitir que tomara medicación, así que tendría que apañarse igual que hacía yo. Ella respondió que no quería medicación, tan solo un diagnóstico para saber lo que tenía, poder colocarlo en una caja y vivir con más certidumbre. Miremos a las nubes y descubramos si somos capaces de no nombrar las figuras que creemos adivinar en ellas, a qué se parecen. Aunque nuestro cerebro sabe que se trata de nubes formadas por aire seco y partículas de hielo y agua, no puede calmarse a sí mismo antes de decir que aquella masa amorfa se parece a un elefante frente a una canasta de baloncesto. Como acertadamente dijo Hannah Arendt: «La necesidad de una razón no está inspirada en la búsqueda de la verdad, sino en la búsqueda de sentido». Preferimos el sentido a la verdad.

INTRODUCIR COSAS EN CAJAS

Los individuos pueden nacer con cataratas hasta el punto de ser congénitamente ciegos. Cuando se inventó el procedimiento para extirpar las cataratas, la vida de muchas personas mejoró notablemente. Consideremos el trabajo científico y humanitario realizado en la India por Pawan Sinha, del Instituto de Tecnología de Massachusetts, en busca de inspiración. Al margen de los aspectos médicos y relacionados con el bienestar, este procedimiento, que transforma a una persona ciega en vidente, ha proporcionado una plataforma única para poner a prueba algunas antiguas cuestiones filosóficas. Una es el *problema de Molyneux*, que plantea si una persona ciega que solía percibir su mundo a través del tacto y del oído será capaz, si de pronto recobra la vista, de distinguir entre formas tales como una esfera y un cubo valiéndose únicamente de sus ojos. Curiosamente, la respuesta parece ser negativa. Sin embargo, lo más interesante y relevante aquí son los relatos personales de quienes acaban de recobrar la vista, y de quienes los observan, en relación con la evolución de su percepción visual del mundo después de la operación. Hay una profunda frustración y un gran asombro (dependiendo de los individuos y la disposición personal), pero también descripciones fascinantes del mundo por parte de quienes carecen de una experiencia de visión previa. Durante los primeros días, no suelen percibir objetos, sino manchas de color. Una frambuesa es un patrón de color rojo adherido a un patrón verde, más pequeño: no hay nombre, ni asociaciones ni recuerdos. Incluso las sombras no son más que manchas más oscuras, y no aportan la información sobre la profundidad y la iluminación que nosotros solemos obtener de una sombra. Contemplan el mundo como niños pequeños, antes de que se les enseñe a dar nombres a esas manchas. Observan el mundo desde abajo, desde los bordes, texturas, colores y movimientos ascendentes. No proyectan significados, asociaciones y expectativas, tal como hacemos nosotros. Ven las cosas como son.

Puede parecer una maldición, pero en realidad podría estar cumpliendo un elevado mandamiento de la práctica del budismo, que hasta a los meditadores experimentados les cuesta alcanzar: aquel que consiste en intentar escuchar sonidos como un tren que se aproxima o el maullido de un gato sin concederles un nombre o una categoría. En mi laboratorio, donde a menudo estudiamos cuestiones relacionadas con la visión humana, en cierto momento quisimos crear estímulos visuales que no se parecieran a ningún objeto, objetos sin significado. Resultó imposible. No podemos impedir que nuestra mente otorgue su nombre a los objetos. Y cuando no son objetos reales, les atribuimos el nombre del objeto que nos parece más cercano en nuestra imaginación (el siempre intrigante fenómeno de la *pareidolia*). No podemos percibir las estimulaciones físicas como tales. No podemos «desmangar» un mango. Sin embargo, este es el objetivo último (al menos, uno de ellos) de la práctica de la meditación. En su brillante meditación guiada de quince minutos, «Despertar la mente», Alan Watts anima a sus oyentes a hacer justamente eso. Va incluso más lejos y no solo pide tratar los sonidos externos como ruido sin nombre, sino que consideremos nuestros pensamientos como ruido, hasta que el mundo interior y el exterior se conviertan en uno. Todo esto según Watts; yo no puedo afirmar que me haya acercado a conseguir algo así en mi práctica personal, hasta ahora. Sin embargo, esto se relaciona con el debate sobre la identidad y cómo la meditación nos incita a eliminar la separación entre nuestro yo y el mundo externo. Cuando en el capítulo 4 abordamos este tema, eliminar el yo parecía algo teórico y tal vez imposible de hacer. Por antinatural que parezca, resistirse a etiquetar ofrece una solución práctica en pos del meritorio objetivo de disolver las fronteras artificiales que nos separan del mundo. Watts lo expresó admirablemente: «Sufrimos la ilusión de que el universo entero se mantiene en orden por las categorías del pensamiento humano, y tememos que, si no nos aferramos a ellas con una tenacidad invencible, todo se desvanecerá en el caos».[42]

Ofer Lellouche es un amigo y un gran escultor franco-israelí. Una vez me dijo que a los alumnos de sus clases de dibujo les cuesta dibujar un grupo de hojas y tallos. Hay un gran jarrón que alberga múltiples plantas. Él no les pide que dibujen el conjunto, sino solo un cuadrado imaginario específico en el centro del conjunto. Consiste en un caos aleatorio de tallos y hojas que van en diferentes direcciones, oscureciendo ciertas partes y conectando plantas diferentes. Sus estudiantes, como haríamos todos los demás, tienen dificultades para desconectar su dibujo de su conocimiento previo sobre el origen, destino y afiliación de cada línea en el interior del cuadrado, de modo que dibujan plantas que se conectan entre sí, ignorando partes de otras plantas que podrían estar ocultando, y continúan más allá del marco designado. Su dibujo corresponde más a un esquema mental que a la información real que aparece en el cuadrado. Esto guarda relación, pero no se explica del todo, con un fenómeno que en psicología se conoce como *extensión de las fronteras* y que fue nombrado y caracterizado por Helene Intraub y sus colegas. En la extensión de las fronteras, se pide a los sujetos que recuerden una imagen que se les ha mostrado previamente, por ejemplo, un grupo de latas apoyadas contra una cerca, con las tapas y la parte superior de la cerca recortadas, fuera de la imagen. Si se les pide que lo dibujen de memoria, los sujetos tienden a completar la escena (en este ejemplo, la cerca y las latas) para que incluya objetos completos. Nos cuesta recordar objetos parciales. Esto recuerda a lo que a ciertos espectadores les molesta del cine francés, en el que a menudo vemos un fragmento en la vida de un personaje, sin un claro inicio o final, y ningún acontecimiento especial en medio, tan solo la vida.

Curiosamente, no solo lo hacemos con identidades individuales, sino también con relaciones entre elementos. Cuando mostramos simultáneamente imágenes de dos objetos a los participantes en nuestros experimentos, como hice con Yael Afiki en mi laboratorio, no pueden evitar intentar conectarlos de algún modo. Si contemplamos objetos que mantienen una relación obvia, como una silla y una mesa, un perro y un hueso o un médico y un enfermero, detectamos la conexión y seguimos adelante. Pero ante elementos que carecen de un vínculo directo, como una pera y un saxofón, un tanque y un dreidel, o una grapadora y un pino, nuestra mente trabaja febrilmente para encontrar una asociación satisfactoria entre ambos. Y si pretendemos pasar página, descubriremos (o no, ya que no siempre es un proceso consciente) que una parte de nuestra mente sigue aferrada a la tarea, obsesivamente. Nos daremos cuenta de que no disponemos de nuestras plenas capacidades mentales para la siguiente actividad, porque parte de ellas están ocupadas en el esfuerzo de fondo por encontrar una conexión asociativa.[43] Buscamos coherencia y significado estableciendo una conexión con algo conocido y así nos sentimos más seguros de nuestro modelo del mundo y nuestra confianza en la comprensión de nuestro entorno.

En el apartamento de mi amigo Sasha en Jaffa, el proyector y el estéreo están siempre activos. Pone música progresiva, siempre nueva, y en paralelo pasa vídeos aleatorios de YouTube en la pantalla. Al principio yo pensaba que era un genio por su habilidad para unir ambas cosas y que concertaran tan bien; ¿cómo se las apañaba para hacerlo tan rápido? Pero luego advertí que la magia sucedía dentro de mi cabeza y de las mentes de quienes estaban en la habitación. Sin saberlo, trabajamos para encontrar conexiones hasta que todo parece relacionado y nos calmamos. En cuanto lo hacemos, nos maravillamos («¿¿Cómo es posible que ese rap ruso sea la banda sonora perfecta para esa antigua animación japonesa?»), sin advertir que no era Sasha (un fotógrafo brillante y de gran éxito), sino nuestro cerebro. Actuamos igual con fenómenos de nivel superior en nuestras vidas: negocios no resueltos, «asuntos», traumas, interacciones humanas extrañas, deseos no cumplidos, etcétera. Necesitamos resolverlos con conexiones con la memoria y el significado, o ellos ponen a prueba nuestros recursos mentales manifestándose reiteradamente.

Los practicantes budistas se esfuerzan en mirar una flor sin llamarla flor, procuran no colocarla en un cajón, como hacen los filósofos con su tendencia a lo que parece ser un examen eterno. Cómo me gustaría suspender mi deseo de alcanzar un resultado, atrapar un nombre, llegar a una conclusión, lo que sea. El verano pasado practiqué submarinismo con mi hijo Naor, en Sorrento. Seguimos un curso con un gran guía local italiano. En cierto momento, Naor se aferró a mi pierna, exigiendo mi atención, solo para decirme que fuéramos más despacio. Entonces supe que mi hijo examinaba el arrecife con paciencia (aparentemente, su TDAH es más contenido que el mío), mientras que yo lo consideraba una competición de natación submarina. Me desplazaba constantemente hacia delante, como si quisiera llegar a algún lugar. Pero no había destino; el buceo estaba ahí, delante de mí. ¿Adónde quería ir? Otra lección. Una conclusión, como nombrar un sonido o buscar una respuesta definitiva, se asemeja a perseguir una línea de llegada, un objetivo elusivo que «debe» alcanzarse antes de sentir que podemos seguir hasta la siguiente. La vida como la conexión de un objetivo logrado con el siguiente, y con otro más, y así sucesivamente, acumulando logros. Es como cuando en una feria nos afanamos en reunir tantos tickets como nos sea posible en todos los juegos, solo para canjearlos por un gran premio al final. ¿Existe realmente un gran premio al final?

CATEGORÍAS COMPARTIMENTADAS

Pensamos en categorías y tenemos que colocar todo lo que conocemos en una caja conocida. Lo «ordinario» está determinado por lo que ya sabemos y hemos demarcado. La realidad tiene que amoldarse a patrones preexistentes en nuestro cerebro o, de lo contrario, la consideraremos misteriosa, rara, anormal. (De hecho, los niños parecen considerar «raro» todo lo que les resulta nuevo.) En cuanto nos abrimos un poco y nos desviamos de las fronteras arbitrarias, estos patrones se hacen flexibles y surge entonces la oportunidad de aprender y crecer. Pero la apertura no es fácil.

En Israel existe la tradición hermosa y común de comprar flores para el *sabbat* (sábado). Mi amigo Yair (¿o fue mi querido Oren?) me contó una vez que un viernes le pidió a la florista que envolviera dos tipos de flores que le gustaban. Cuando la vendedora le comentó que estas flores no casaban bien juntas, él respondió: «Átelas y casarán». Muchos meses después, seguí preguntándome por qué ese simple intercambio me había cautivado tanto. Ahora sé que mi fascinación fue suscitada por el hecho de que esta pequeña historia refleja la flexibilidad mental que solo poseen unos pocos afortunados, y que es una clara manifestación de nuestra profunda necesidad de claridad, fronteras y reglas. Desde entonces, juego con las fronteras en mi vida, sopesando los pros y los contras de las categorías estrictas versus flexibles en diferentes intersecciones, cuando tengo que escoger entre lo que deseo y lo que se espera de mí.

Desde el año pasado vivo en una casa redonda, un iglú en mitad de Oriente Medio. Esto guarda relación con otra línea de investigación de mi laboratorio, según la cual la gente prefiere contornos curvados[44] y espacios redondos.[45] Me encanta ver la reacción de amigos y familiares que me visitan por primera vez. «¡Dios mío! ¡Es de verdad redonda!», dicen mientras se ríen extrañados y la confusión y el asombro se reflejan en sus rostros hasta que se acostumbran a la novedad. No es fácil trabajar contra los patrones mentalmente programados de la experiencia y las convenciones en nuestro cerebro: lo que está bien y lo que está mal, lo correcto y lo incorrecto, lo bonito y lo feo, el frío y el calor. Estamos acostumbrados a los patrones en la memoria. Nos resulta más fácil aceptar lo predecible. Las desviaciones nos hacen perder el equilibrio. Pero a cada nuevo escenario, a cada nuevo intento, cada vez que nos exponemos, hacemos que algo nuevo sea posible. Mantener la mente abierta significa facilitar que las fronteras entre patrones y categorías sean más permeables de lo habitual. La palabra «queer» significa, literalmente, cuestionable o sospechoso. Es difícil creer que así es como la sociedad designaba a las personas homosexuales. Pero lo que era ampliamente concebido como extraño se transforma en normal con el tiempo y la exposición. La primera vez que nos enteramos de que un gran país eligió a un treintañero como primer ministro o presidente, nos resultó imposible de creer. ¿Cómo podría un treintañero gestionar un país? Sin embargo, a medida que pasa el tiempo, la sorpresa inicial se convierte en curiosidad y nos habituamos a la idea. La segunda vez que un país elige a alguien de esa edad, nos parece completamente normal. Hemos actualizado nuestros patrones y podemos aceptar lo que previamente parecía una locura y caía fuera del rango de eventos que podíamos predecir como algo completamente razonable. Lo «raro» pasa a ser «normal» en cuanto resulta conocido.

Categorizamos para crear significado y asumir cierta certeza subjetiva de que sabemos lo que pasa y que controlamos la situación. No sentir la presión de ajustar los nuevos acontecimientos a los viejos patrones requiere la capacidad de tolerar la incertidumbre. La tolerancia a la incertidumbre acontece en un estado mental explorador, en el que el individuo se muestra abierto, curioso, flexible, creativo y de buen humor, como los niños que, por suerte, no se preocupan mucho por límites y fronteras. Las fronteras, las reglas y las categorías derivan de la corteza prefrontal, y la suya no ha madurado aún. Para que los adultos emulen ese estado, han de encontrar la manera de desconectar la corteza prefrontal a voluntad.

EQUILIBRIOS EN EL CEREBRO Y EN LA CONDUCTA

Las reglas y los patrones son importantes en muchos aspectos de la conducta humana, pero no en todos. Necesitamos que nos recuerden cuándo son beneficiosos y cuándo la adhesión a ellos es menos deseable, y ser conscientes de que, al menos en cierto sentido, la decisión está en nuestras manos. Entonces podremos aplicar la mejor estrategia en cada situación.

Estos equilibrios (por ejemplo, cuándo debemos seguir las reglas y ajustar el mundo a los patrones y cuándo no) son habituales en el cerebro, y constituyen una manifestación de adaptabilidad, versatilidad y poder. Un ejemplo pertinente es el equilibrio entre la conducta exploradora, en la que estamos abiertos a la novedad y la incertidumbre para satisfacer nuestro deseo de aprender y crecer, y la conducta explotadora, en la que preferimos lo conocido y pensamos y actuamos en función de «guiones» de lo que ya sabemos y esperamos. El equilibrio exploración versus explotación es un tema recurrente y una batalla constante para la mayoría de nosotros. ¿Permitimos que el *input* sensorial guíe nuestra experiencia o nos dejamos seducir por la comodidad de recurrir al recuerdo de experiencias pasadas? Entretanto, el lugar que ocupamos en el continuo exploratorio-explotador suele estar determinado por nuestro estado mental; no depende de nuestra voluntad.

Por último, tenemos el equilibrio que hemos mencionado a lo largo de todo el libro: el cerebro como herramienta para la supervivencia, que es al mismo tiempo un obstáculo para experimentar la vida. La ventaja de las corrientes descendentes de experiencia previa se transforma en una terrible maldición. ¿Cómo podremos disfrutar del presente si estamos diseñados para relacionarnos constantemente con el pasado y prepararnos para el futuro? Nuestros cerebros no han evolucionado para el mindfulness. La diversión solo es posible para quienes sobreviven.

Evidentemente, si viviéramos en la jungla, cambiaríamos la capacidad para disfrutar de la infinita belleza de una flor por la habilidad para generar predicciones y utilizar nuestro conocimiento previo para permanecer a salvo. Sin embargo, estando en un entorno seguro, deberíamos poder silenciar la maquinaria descendente y dejar que las cosas llegaran a nosotros tal como son. Por desgracia, no podemos. Estamos programados para sobrevivir, y reprogramar la conducta explotadora por la exploradora cuando la supervivencia no está en juego no es algo que suceda fácilmente.

NUESTRA PEQUEÑA VENTANA DE FLEXIBILIDAD

Tú y ese chico nuevo vais al restaurante para vuestra primera cita. Justo antes de que traigan la cuenta, él se va al baño y deja que pagues tú. En ese momento tu cerebro lo marca como «tacaño», y él tendrá que trabajar muy duro para que cambie tu opinión (asumiendo que sigáis saliendo). Aunque insista en pagarlo él todo las próximas veces que comáis juntos, no cambiarás de opinión tan fácilmente. Podríamos pensar que nuestro cerebro hace una evaluación media en incidentes similares, por lo que este chico dejaría de parecernos tacaño en la segunda cita. Y podríamos pensar que el aprendizaje es un proceso gradual, en el que la memoria se actualiza linealmente y cada nueva información recibe un peso idéntico y contribuye a que nuestras representaciones interiores del mundo sean equilibradas. Pero está lejos de ser así. El primer encuentro importa mucho más que los demás.

Esto representa una intrigante paradoja. Por un lado, creamos nuevos patrones, o perspectivas, a una velocidad pasmosa. Un incidente, una breve presentación, y disponemos de un nuevo patrón mental. Sin embargo, aunque estos nuevos patrones se forman instantáneamente, resultan ser muy rígidos. Nos aferramos a los patrones recién formados y somos reacios a actualizarlos, expandirlos o mantener sus límites flexibles y dinámicos. Parece que sería mejor pensar cuidadosamente y esperar a otras observaciones antes de formarnos una perspectiva y un patrón que va a permanecer con nosotros, inalterable, durante largo tiempo. Pero no es así.

¿Por qué no podemos abrirnos? ¿Cuáles son las desventajas de actualizar las representaciones constantemente? Una desventaja es que necesitamos representaciones estables, y por lo tanto fijas y menos maleables. Además, estas representaciones tienen que ser refinadas con nueva información. Es como cuando un niño ve un coche por primera vez en su vida, piensa que un coche tiene cuatro ruedas, ventanas y es de color azul. El siguiente vehículo es rojo y el pequeño comprende que estos artefactos tienen ventanas, y cuatro ruedas, pero que pueden tener diferentes colores. La representación se ha actualizado. Cuanto menor sea el dictado descendente de la corteza prefrontal, más flexible será el aprendizaje. Estas necesidades conflictivas reciben el nombre de *separación de patrones y finalización de patrones* en nuestra jerga menos intuitiva.

La paradoja de la flexibilidad inicial seguida de la rigidez es paralela al equilibrio entre la exploración y la explotación mencionadas anteriormente. Estar en modo activación implica mantener receptivas las antenas, mientras la ansiedad y el nerviosismo ante lo nuevo y la incertidumbre quedan relegadas a un segundo plano. Sin embargo, el modo explotación implica que decidimos nuestros actos para reducir las sorpresas al mínimo. Naturalmente, en la explotación de lo conocido no hay mucho aprendizaje, pero es más beneficiosa para la supervivencia. La mayoría de nosotros no tiene que preocuparse muy a menudo de sobrevivir a los depredadores y otras amenazas a la vida, pero nuestro cerebro prefiere el modo explotación con más frecuencia que la exploración. Y volviendo a nuestra primera cita con nuestra pareja, en el restaurante, nuestra primera interacción está bajo el amparo del modo exploración, cuando nos abrimos y nos dejamos impresionar de una u otra forma. Pero esa ventana de oportunidad para recibir influencias es muy breve. Rápidamente volvemos a nuestro estado de explotación por defecto, apoyándonos en lo que esa rápida ventana de exploración ha impreso en nosotros. En primer lugar, abrimos brevemente la ventana para crear un nuevo patrón, y entonces este se torna estable y rígido.

No poder dejar abiertos los canales de exploración e impresión por mucho tiempo está relacionado con nuestra dificultad para evitar asignar un nombre a un sonido o a una masa aleatoria. La primera impresión es la ventana de cuánto tiempo podemos tolerar vivir sin una etiqueta significativa, en la incertidumbre. Estar en modo explorador satisface nuestra necesidad de certidumbre, así como nuestro desesperado deseo de sentido. Y no es una coincidencia: necesitamos sentido en gran medida debido a nuestra necesidad de certidumbre. Podría parecer que la búsqueda de sentido surge de la curiosidad que queremos satisfacer, pero la curiosidad no es sino el impulso que conduce al sentido, y el sentido es la información requerida para alcanzar la certidumbre.

Curiosidad $\rightarrow$ Sentido $\rightarrow$ Certidumbre

Capítulo 9

LA AMPLITUD DEL PENSAMIENTO, LA CREATIVIDAD Y EL ESTADO DE ÁNIMO

LA CREATIVIDAD ESTÁ VINCULADA a la curiosidad, y ambas están estrechamente relacionadas con el modo en que nuestras mentes divagan. Puede resultar menos intuitivo constatar que nuestro nivel de creatividad influye en nuestro estado de ánimo y viceversa. Mientras me informaba sobre el vínculo entre la divagación mental asociativa y la creatividad, tropecé con un hallazgo en un campo de investigación alejado del mío y que me inspiró la idea de la conexión de la amplitud de nuestro pensamiento con la mejora de nuestro estado de ánimo.

Una mañana me estaba poniendo al día con un periódico de psicología general que examino de vez en cuando y encontré un artículo en el que los autores mencionaban que a las personas que sufren depresión les cuesta tener en cuenta el contexto. Me sentí intrigado debido a todo el trabajo que he realizado sobre cómo el contexto es representado, activado y utilizado por nuestra mente. ¿Qué tendría que ver nuestra capacidad para ver lo que hay a nuestro alrededor con nuestro estado de ánimo? Decidí sumergirme en el estudio de cómo el funcionamiento cerebral podría explicar este vínculo, empezando por investigar las causas de la depresión.

Como recién llegado al campo, me sorprendió la fuerte conexión entre la *rumiación* –ese persistente patrón de pensamiento cíclico que nos mantiene aferrados al mismo tema– y la depresión, que se había definido hacía mucho, pero era nueva para mí. Lo que me llamó especialmente la atención es que la rumiación está intensamente enfocada. Es una forma muy constreñida de la divagación mental, poderosamente dominada por enfocarse en los acontecimientos negativos del pasado y de la identidad. Un brote de rumiación puede empezar cuando tu mente divaga en torno a una observación desagradable que le hiciste a un amigo en la cena de la noche anterior y que ahora lamentas. Te concentras intensamente en cómo has herido sus sentimientos y cómo esa persona debe de sentirse molesta contigo y en que los otros comensales probablemente piensan que eres un cretino, y empiezas a darle vueltas incesantemente a estos pensamientos. Todo esto conduce al mismo lugar, como si tu mente estuviera atrapada en una jaula. De hecho, la rumiación es un círculo vicioso tal que, si se aplica a un acontecimiento que en un principio no era especialmente negativo, nos hace experimentar sentimientos negativos al respecto. La rumiación también puede deprimir nuestro estado de ánimo aferrándose a un posible y aterrador acontecimiento futuro, en cuyo caso conduce a la ansiedad y no tanto a la depresión. Así como intentar no pensar en osos blancos nos hace pensar más en ellos, pretender liberarnos de las rumiaciones y los pensamientos intrusivos solo exacerba su presencia.

El estrecho campo de la divagación mental rumiativa me dio una idea. ¿Y si la divagación mental más claramente asociativa produjera el efecto contrario en el estado de ánimo, haciéndonos sentir más felices?

ESTADO DE ÁNIMO PARA EL PENSAMIENTO

Experimentar euforia no es algo que suceda muy a menudo. Pero querer sentirnos mejor no es complacencia. El estado de ánimo influye en todos los aspectos de nuestro bienestar, en todo pensamiento y toda acción. En realidad, el estado de ánimo va más allá de nuestros altibajos; su influencia se extiende desde la depresión y la ansiedad a los trastornos cardiovasculares, la resiliencia psicológica, el rendimiento cognitivo, el envejecimiento y la longevidad. Sin embargo, nuestro conocimiento de los mecanismos que subyacen al estado de ánimo ha sido limitado. Esta falta de comprensión, junto al papel esencial del ánimo en nuestras vidas, explica por qué muchos recurren a hábitos no deseados, como alcohol y drogas, para regular el estado de ánimo.

En los casos clínicos, como la depresión grave, el estado de ánimo es tratado con medicamentos, psicoterapia o, incluso, en los casos más extremos, con la estimulación eléctrica del cerebro. Sin embargo, la mayoría de nosotros estamos bien; hemos aceptado la montaña rusa del ánimo tal como es. Procedemos con nuestras vidas creyendo, incluso no conscientemente, que el estado de ánimo es algo que nos viene impuesto. Pero ¿realmente el ánimo está fuera de nuestro control? Esta falsa creencia surge del hecho de que el estado de ánimo no puede remontarse a un acontecimiento específico. A diferencia de las emociones, la fuente de cierto estado de ánimo no siempre puede identificarse y resulta, hasta cierto punto, misteriosa. Sin embargo, en la actualidad nuestro nuevo conocimiento permite una percepción más realista del estado de ánimo, junto a formas potenciales de optimizarlo.

Una innovadora idea de la investigación sobre el ánimo es que la forma de pensar influye en la forma de sentir. El patrón de pensamiento, independientemente de su contenido –positivo, neutral o negativo–, puede influir directamente en nuestro ánimo. Hace tiempo que se sabe que la otra dirección de la influencia existe: nuestras emociones influyen en nuestros pensamientos. Las personas con un buen estado de ánimo tienden a ser más creativas y mejores a la hora de resolver problemas que requieren una cierta perspectiva y soluciones eureka y tienen acceso a una información más inusual de la memoria en comparación a los individuos con un estado de ánimo negativo. Por ejemplo, si a la gente se le pregunta el nombre de un medio de transporte, la respuesta típica será «un coche». Sin embargo, una persona con un ánimo positivo tiene más probabilidades de responder de forma más original, con las palabras «ascensor» o «camello» a la misma pregunta. De hecho, es difícil imaginar una sesión de tormenta de ideas en el ámbito de la publicidad con creativos deprimidos. Sin embargo, la dirección opuesta es más importante para nuestro bienestar, el potencial para mejorar el ánimo cambiando el estilo de pensamiento.

Es fácil entender que nuestra mente es asociativa. Una cosa lleva a otra, normalmente de forma rápida y coherente. Las fresas (*strawberrys*) nos hacen pensar en los Beatles, lo que nos lleva a John Lennon, asesinato, JFK, presidente, elecciones, etcétera. La hipótesis de mi laboratorio postula que el estado de ánimo está directamente influido por la amplitud del patrón asociativo de nuestro pensamiento. Me detendré en algunos de los diversos métodos que han comprobado y avalan esta hipótesis, que demuestra que el pensamiento abierto y desinhibido mejora el ánimo, mientras un patrón de pensamiento limitado lo degrada. De hecho, la rumiación no solo es el sello distintivo de la depresión clínica, sino también de otros trastornos psiquiátricos que implican el estado del ánimo, como la ansiedad, las adicciones y el trastorno de estrés postraumático, entre otros.

En un artículo titulado «The Units of Thought», demostramos que, como los filósofos y otros han argumentado durante muchos años, el cerebro es una máquina asociativa y, sostenemos, un órgano predictivo.[46] El cerebro genera predicciones para anticipar el futuro proactiva y constantemente. El fundamento de estas predicciones son las asociaciones. Vemos una sillita de playa y de inmediato nuestra mente anticipa una sombrilla de playa con un alto grado de probabilidad porque ambos objetos están asociados y se activan simultáneamente en el cerebro. Estas predicciones no siempre son específicas; descubrimos un rostro aterrado y enseguida nos alarmamos porque eso nos hace anticipar una fuente de peligro en la zona; una amenaza no específica, pero amenaza al fin y al cabo.

¿Qué sucede con una mente que no es activa y ampliamente asociativa? Una mente así no genera predicciones y, por lo tanto, no puede anticipar resultados futuros, planes óptimos y la intención de los demás. Vivir en un estado constante de incertidumbre fomenta la ansiedad y a menudo, con el tiempo, conduce a la depresión. Aun sin preocupación por el pasado y el futuro, una mente generalmente no asociativa implica quedar «atrapados» en los pensamientos, rumiando. De hecho, la estructura, función y el patrón de comunicación que media la activación asociativa en la red cortical, que también implica a la red neuronal por defecto, están seriamente comprometidos en los trastornos del ánimo.

Con Eiran Harel, Robert Tennyson y Maurizio Fava, hemos abordado la relación entre las asociaciones y el estado de ánimo en individuos sanos y deprimidos.[47] (Como nota al margen, estos estudios son difíciles de realizar porque, para obtener conclusiones inequívocas, necesitamos reclutar a individuos deprimidos no medicados, o de otro modo los resultados estarían condicionados por el tratamiento y por el hecho de que el nivel de depresión podría estar modulado por los diversos grados de éxito de ese tratamiento. Pero una vez que encontramos a estos individuos, nuestra principal responsabilidad es animarlos a buscar supervisión médica. Sin embargo, hay personas deprimidas que no toman medicamentos por muchas razones, y esas personas son las que participaron en nuestro experimento. Resulta revelador que, al buscar sujetos aleatoriamente en la población general, tras examinarlos formalmente, descubrimos que algunos estaban clínicamente deprimidos, pero no lo sabían porque nunca habían buscado un diagnóstico.) En nuestro experimento con IRMf, todos los participantes visualizaron imágenes de objetos conocidos por su capacidad para despertar fuertes asociaciones contextuales, como una ruleta o un casco de construcción, mientras su cerebro era escaneado con IRM. Como predijimos, los individuos sanos activaron la red cortical de asociaciones en un porcentaje mayor que los sujetos deprimidos, lo que sostiene la idea de que la depresión es menos asociativa.

Además, dado que el grado de rumiación es un continuo, medimos el nivel de rumiación en cada participante para compararlo con los cambios correspondientes a nivel cerebral. Antes de centrarnos en los hallazgos, vale la pena detenerse en cómo se mide exactamente este tipo de pensamiento, dado que resulta un fenómeno mental debilitante. Un cuestionario estándar recibe el nombre de Escala de Respuestas Rumiativas y fue desarrollado por la ya fallecida Susan Nolen-Hoeksema y sus colaboradores.[48] Lo presentamos íntegramente:

ESCALA DE RUMIACIÓN

Las personas piensan y hacen muchas cosas diferentes cuando están deprimidas. Por favor, lee los siguientes puntos e indica la frecuencia con que piensas en ellos o los llevas a cabo cuando te sientes decaído, triste o deprimido. Señala lo que normalmente haces, no lo que crees que deberías hacer.

1 → Casi nunca
2 → A veces
3 → A menudo
4 → Casi siempre

1. Piensas en lo solo que te sientes.
2. Piensas: «No podré hacer mi trabajo si no salgo de este estado».
3. Piensas en tu sensación de fatiga y malestar.
4. Piensas en lo difícil que te resulta concentrarte.
5. Piensas: «¿Qué hago yo para merecer esto?».
6. Piensas en lo pasivo y poco motivado que te sientes.
7. Analizas acontecimientos recientes e intentas comprender por qué estás deprimido.
8. Piensas que ya nada te resulta estimulante.
9. Piensas: «¿Por qué no puedo seguir adelante?».
10. Piensas: «¿Por qué siempre reacciono así?».
11. Te aíslas y piensas por qué te sientes así.
12. Escribes lo que piensas y lo analizas.
13. Piensas en una situación reciente, deseando que hubiera ido mejor.
14. Piensas: «No seré capaz de concentrarme si me sigo sintiendo así».
15. Piensas: «¿Por qué tengo problemas que los demás no tienen?».
16. Piensas: «¿Por qué no soy capaz de gestionar mejor mi situación?».
17. Piensas en lo triste que te sientes.

18. Piensas en todos tus defectos, errores, fallos, carencias.
19. Piensas en que no te sientes con ganas de hacer nada.
20. Analizas tu personalidad para intentar comprender por qué estás deprimido.
21. Vas solo a algún lugar para pensar en tus sentimientos.
22. Piensas en lo enfadado que estás contigo mismo.

La puntuación de rumiación de un individuo se obtiene mediante la suma de sus respuestas numéricas a las cuestiones anteriores.

Nuestros análisis demostraron que el volumen neuronal del hipocampo, un complejo cerebral clave para la memoria y el estado de ánimo, guardaba una relación directa con la rumiación. En el seno de las subregiones del hipocampo, encontramos un volumen aumentado o disminuido en función del nivel de las tendencias rumiativas del individuo. Merece la pena señalar que, más allá de las células neuronales, la materia gris también consta de dendritas y axones, sinapsis, células gliales y capilares, por lo que un cambio de volumen puede implicar una alteración en más de un componente. Para expresarlo sencillamente, el estilo de pensamiento influye no solo en nuestro estado de ánimo, sino también en la estructura de nuestro cerebro. Ya se sabía que la depresión reduce el volumen del hipocampo y que diversas terapias para el trastorno del ánimo, como los inhibidores selectivos de recaptación de serotonina (ISRS, como el Prozac), la psicoterapia, el ejercicio aeróbico y la meditación pueden contribuir a restaurar el volumen del hipocampo. Sin embargo, demostrar que este volumen corresponde al nivel de nuestra tendencia a rumiar refuerza el vínculo entre pensamiento y emoción.

Durante décadas, la depresión se ha considerado un trastorno del desequilibrio químico. Nuestro estudio demuestra que también es un trastorno del desequilibrio del pensamiento. Hay una cascada de influencias en la corteza. La medicación pretende regular los niveles de neurotransmisores como la serotonina, y estos niveles pueden influir, en un sentido ascendente, hasta el estado de ánimo y el estilo de pensamiento. Nuestro enfoque, en tanto neurocientíficos cognitivos, consiste en abordar el nivel superior, el pensamiento, con la esperanza de que desentrañar las rumiaciones no solo mejorará el ánimo, sino que también se filtrará en esa cascada a fin de normalizar el nivel de los neurotransmisores. Una cascada bidireccional con múltiples puntos de entrada aliviará potencialmente los síntomas generales de los trastornos del estado de ánimo.

Nuestra memoria consiste en una gigantesca red de representaciones conectadas entre sí por diversos grados de separación (silla → mesa → madera → bosque → senderismo → vacaciones → relax → piña colada). Aunque esto permite un marco eficiente para la codificación de la memoria y el recuerdo, no queremos que nuestro cerebro active la representación cortical de la piña colada cada vez que vemos una silla. Es crucial que la activación de una representación mental active representaciones asociadas para que podamos generar predicciones sobre qué podemos esperar, pero hay que activar solo las asociaciones relevantes en el contexto específico, y no ir más allá. Para limitar el alcance de las representaciones activadas simultáneamente, el cerebro ejerce la inhibición, que actúa como un freno. En un nivel normal de inhibición, nuestra mente aún disfruta de espacio mental para mostrarse bastante asociativa. Sin embargo, en la depresión y en un estado de ánimo negativo, se produce un exceso de inhibición y, en consecuencia, el alcance de la activación asociativa se ve severamente restringido. En otras palabras, la inhibición excesiva reduce nuestra capacidad para desvincularnos del pensamiento cíclico y la rumiación debilitante. Por otro lado, la infrainhibición puede llegar a provocar alucinaciones debido a la activación de asociaciones superfluas, como en el caso de la esquizofrenia. La inhibición debe encontrar su punto exacto.

La relación entre la amplitud de la activación mental y el estado de ánimo produce algunas posibilidades contradictorias. Por ejemplo, el patrón de pensamiento de individuos con TDAH se puede considerar el opuesto exacto de la rumiación, con el pensamiento y la atención muy dispersos (créanme, lo sé) y una reducida inhibición (de ahí la conducta impulsiva, pero también la creatividad que a menudo se asocia al TDAH). La conexión que hemos establecido entre el alcance mental y el estado de ánimo sugiere que el TDAH implica un mejor estado de ánimo, y de hecho hay evidencias en ese sentido. Desafortunadamente, este beneficio no es estable porque suele estar compensado por respuestas negativas a la limitada capacidad de concentración, como frustración e irritabilidad, de modo que el beneficio para el ánimo suele quedar contrarrestado y el resultado último es que el TDAH se acompaña de fluctuaciones emocionales. Además, los medicamentos diseñados para mejorar la concentración de la mente con TDAH no solo producen ese efecto, sino que también deterioran el estado de ánimo.

Un estado de ánimo positivo como recompensa para el pensamiento abierto podría ser la forma que ha encontrado la naturaleza para animarnos a explorar, aprender y ser creativos. Busca lo nuevo en lugar de quedarte con lo conocido. Creo que deberíamos pensar menos para pensar mejor. Pero si pensamos, pensemos a lo grande para sentirnos mejor.

CREATIVIDAD Y DIVAGACIÓN MENTAL

Otra consecuencia desafortunada del pensamiento rumiativo es que nuestra creatividad queda restringida. La investigación que lo avala se cruza con mi trabajo sobre el pensamiento asociativo. Establecer nuevas asociaciones es uno de los elementos clave de la creatividad. Cuanto más preprogramado esté nuestro pensamiento, se establecerán menos conexiones innovadoras y surgirán menos ideas creativas. Hemos descubierto que lo contrario también es cierto: la divagación mental puede estimular la creatividad, es decir, si se trata de una divagación de tipo abierto y ampliamente asociativo.

En uno de nuestros estudios sobre la relación entre divagación mental y creatividad, evaluamos diferencialmente la capacidad cognitiva de los sujetos, y por lo tanto su capacidad de divagación mental, pidiéndoles que retuvieran una larga o breve serie de dígitos mientras realizaban una tarea de asociación libre.[49] Comparemos tener que recordar la serie 6839503 con recordar la serie 47 durante el experimento, mientras hay que responder con una asociación rápida a las palabras que se nos presentan. Para hacerlo todo más auténtico, el tiempo concedido para cada respuesta era muy breve. Imaginemos disponer de solo medio segundo para decir lo primero que se nos pasa por la mente al oír la palabra «zapato», «madre» o «patata». Es un desafío, pero brinda entretenimiento a quienes nos rodean; nos sorprenderá. La primera serie plantea una mayor «carga cognitiva», que influye directamente en la originalidad de las respuestas. Los participantes con una carga más baja (la serie breve) aportaron asociaciones más creativas y remotas, y aquellos con una carga más alta (la serie larga) ofrecieron las respuestas más rutinarias. Se puede expresar en términos muy simples. Por ejemplo, la palabra «blanco» provocará la asociación más común, «negro», en un sujeto que tiene en mente la serie larga, y la respuesta más original, «yogur», será la del participante que solo necesita recordar la serie de dos dígitos. Es fácil entender cómo todo esto se traduce a situaciones del mundo real, con agentes estresantes reales que saturan nuestra mente y nos despojan de nuestra capacidad de ser creativos.

Gracias a la sencilla pero poderosa herramienta del «muestreo de pensamientos», también podremos demostrar más ampliamente el vínculo entre divagación mental y creatividad, descubriendo que, durante un estado de creatividad reforzada, el pensamiento de los individuos es ampliamente asociativo. En una línea de estudios complementarios, publicada en Proceedings of the National Academy of Sciences, aumentamos los niveles de divagación mental por medio de estimulación eléctrica externa de la corteza prefrontal a través del cráneo (estimulación transcraneal por corriente directa, o tDCS por sus siglas en inglés). Descubrimos que con un aumento de la divagación mental también mejoraba el rendimiento cognitivo.[50] Otro aspecto novedoso y sorprendente de ese estudio fue nuestra capacidad para influir en la divagación mental por medio de la estimulación eléctrica externa.

NUESTRA CURIOSA NECESIDAD DE CREAR

Damos por sentadas incluso las cosas más asombrosas. El otro día caí en la cuenta de una de ellas: puedo reclinarme en mi sofá con un portátil y ver prácticamente todas las películas que alguna vez se han filmado, leer cualquier libro que se haya publicado y escuchar cualquier canción que alguna vez haya sido grabada.

Como joven criado en Dimona, en el sur de Israel, tuve que esperar seis meses, desde su lanzamiento, a que llegara *The Wall*, de Pink Floyd. Una película nueva tardaba tres meses en llegar a Israel desde Hollywood, y luego la pasaban, durante dos semanas, como la única película de la ciudad. Ahora todo este mundo está en mi sofá, en un instante. ¿Por qué no pasarme la vida disfrutando de todas estas bondades?

Asumiendo que tenemos comida en el frigorífico y un techo sobre nuestra cabeza, lo que nos impide perdernos en lo que el mundo moderno puede ofrecernos para nuestro placer eterno es nuestra necesidad innata de crear y hacer cosas. Sin duda, somos criaturas curiosas, sedientas de conocimiento en todos los ámbitos concebibles, pero nuestra necesidad de usar este conocimiento para crear es igualmente compulsiva. Elegimos no evadirnos en la fantasía, la poesía sensual o las melodías conmovedoras porque, aunque podamos, preferimos actuar.

Cuando hablo de creatividad, no me refiero a inventar un taxi volador. La mayor parte de lo que hacemos implica cierta creación o producción: desde cocinar a arreglar una ducha, desde escribir una carta a practicar la jardinería. De hecho, incluso pensar es un acto creativo. Las nuevas ideas, las nuevas invenciones, los nuevos planes que elaboramos mientras divagamos son producto de nuestra imaginación. Los judíos practicantes observan el *sabbat*, que incluye la restricción de no crear. No se puede pintar, escribir, construir o producir nada nuevo durante ese día sagrado. Cuando quiero poner en un aprieto a mis amigos religiosos, les digo que su mente sigue generando nuevo conocimiento incluso cuanto toman asiento para cenar. Todas estas simulaciones mentales en las que participa nuestra mente producen nuevas conexiones en la corteza. Estas experiencias imaginadas y que permanecen en nuestra memoria son actos puros de creación.

Da la impresión de que los seres humanos tienen que estar en movimiento en diversos ámbitos de la existencia. No nos podemos quedar mucho tiempo sentados, no nos concentramos mucho tiempo en un mismo tema, e incluso nuestros ojos se mueven constantemente (aun cuando creemos mirar fijamente un punto, nuestros ojos realizan una serie de movimientos ínfimos y constantes, conocidos como movimientos sacádicos). De un modo análogo, nuestra mente no se detiene y necesita avanzar, casi compulsivamente, creando elementos nuevos y útiles tales como pensamientos, objetos y acciones. La creación es movimiento, y esto resulta vital para nuestro bienestar.

MEJORAR EL ESTADO DE ÁNIMO A TRAVÉS DEL PENSAMIENTO CREATIVO Y ASOCIATIVO

La propuesta de que el pensamiento pudiera influir en el ánimo fue inicialmente provocadora, dado el énfasis dominante que en la época se concedía a la correlación química de la depresión en el cerebro. Pero, cuando me sumergí más profundamente en la literatura del estado del ánimo, realicé un descubrimiento excitante. Un grupo de investigadores, entre ellos Alice Isen, de la Universidad Cornell, demostró la otra dirección de la relación que hemos propuesto: sacó a la luz que un mejor ánimo se correlaciona con un pensamiento más amplio. Me resultó tan emocionante que aún recuerdo el momento en que leí su descripción del hallazgo.

Esta es la belleza de la empresa científica. Se genera una hipótesis arriesgada basada en migajas y en la imaginación, nos centramos en la literatura y a veces encontramos la pieza perfecta que necesitamos para proseguir por el camino correcto. Ahora solo me quedaba comprobar si lo contrario también funcionaba y el pensamiento expandido mejoraba el estado de ánimo. La idea era que el estilo de pensamiento ampliamente asociativo impide la rumiación «evitando» que los procesos mentales se centren en un tema limitado y negativo, y permite el movimiento mental expansivo necesario para seguir adelante con nuestras vidas. De inmediato empecé a realizar estudios en los que ayudábamos a los sujetos a alcanzar un estado mental asociativo y evaluábamos el efecto en su estado de ánimo. Y, evidentemente, se sentían más felices.[51]

¿Cómo ayudábamos a los sujetos a acceder a este marco mental? Puede parecer muy simplista, pero lo hicimos invitándolos a leer listas asociativas de palabras individuales que avanzan ampliamente. Leer listas que se expandían asociativamente y de forma progresiva, como naranja−zumo−Campari−Italia−vacaciones−esquí−nieve−frío mejoró de manera significativa el estado de ánimo comparado con leer listas asociativas de palabras diseñadas para emular el pensamiento rumiativo que avanzaban mucho más limitadamente, como cena−bandeja−cuchillo−cuchara−mesa−mantel−servilleta, o por medio de cadenas de palabras no directamente asociadas entre sí, como vaca−periódico−fresa−lápiz−reloj−luz−avión−donut. Soy consciente de que estas cadenas son fáciles de leer y muy informativas, por lo que a continuación ofrecemos más ejemplos de listas asociativas amplias y limitadas:

Asociaciones amplias

1. Lana−suéter−invierno−nieve−hielo−*skate*−velocidad−carrera−coche−bocina−banda−batería.
2. Perro−hueso−pollo−gallo−granja−vaca−leche−galletas−chocolate−pastel−cumpleaños−velas.
3. Gusano−manzana−naranja−zumo−café−té−leche−galletas−hornear−horno−microondas−palomitas de maíz.

4. Hilo–aguja–inyección–enfermero–doctora–medicinas–alcohol–cerveza–vino–queso–ratón–trampa.
5. Lobo–luna–estrella–telescopio–microscopio–petaca–whisky–Escocia–oveja–vaca–establo–granjero.
6. Vino–botella–Coca-Cola–esencia–cerveza–hielo–crema–cereza–tarta–manzana–semilla–planta–hoja–rastrillo.
7. Ballena–delfín–atún–*sushi*–arroz–papel–lápiz–máquina de escribir–manuscrito–libro–gafas–ojos.

Asociaciones limitadas

1. Lana–tejer–hilo–coser–algodón–cordel–croché–trenzar–aguja–carrete–suéter–ovillo.
2. Perro–gato–cachorro–animal–amigo–casa–comida–galleta–animal doméstico–collar–hueso–libra.
3. Gusano–tierra–pescar–agitar–arrastrarse–polvo–suelo–pájaro–viscoso–cebo–agujero.
4. Hilo–aguja–coser–hebra–vestido–ropa–cuerda–dedal–coser–máquina–alfiler–bobina–lana.
5. Lobo–animal–perro–manada–zorro–dientes–oso–luna–aullido–peligro–bosque–gato.
6. Vino–cerveza–tinto–bodega–queso–uva–cena–copa–borracho–blanco–alcohol–botella.
7. Ballena–pez–grande–borboteo–océano–mamífero–tiburón–delfín–largo–salvar–agua–asesino.

Otro método asombrosamente simple para mejorar el estado de ánimo en el laboratorio consiste en que los participantes lean un texto a una velocidad excepcionalmente rápida.[52] En este estudio, se presentaba una letra cada vez, extraída de un texto, a una velocidad inicial de doscientos milisegundos por letra que paulatinamente bajaba a cuarenta milisegundos, y esto provocó una notable mejora del estado de ánimo. Es curioso que el efecto beneficioso de la velocidad de lectura en el estado de ánimo se obtiene independientemente de que el texto incluya un contenido positivo o negativo. Incluso los textos manifiestamente depresivos elevaban el estado de ánimo al ser leídos de forma rápida. Esto se explica porque la lectura rápida induce un estado similar al maníaco, que, según se sabe, viene acompañado de euforia. De hecho, después de la lectura rápida, los participantes demostraron otros rasgos propios de la manía, como la sensación subjetiva de poder, creatividad, la sensación de disponer de más energía y una autoestima exagerada.

La mejora del estado de ánimo descrita más arriba se manifestó en individuos sanos. En la actualidad estamos probando estos métodos cognitivos en individuos con un diagnóstico de depresión. Evidentemente, la depresión presenta diversas texturas, magnitudes y patrones de respuesta a diferentes enfoques terapéuticos. Sin embargo, al menos en aquellos cuyos síntomas están gobernados por un poderoso elemento rumiativo, sospechamos que utilizar ejercicios cognitivos para expandir el pensamiento asociativo contribuirá a reconstruir la infraestructura cortical de un modo que permita al sujeto recuperar el estilo de pensamiento asociativo y saludable. En pocas palabras, la rumiación provoca pérdidas estructurales en el cerebro, y la práctica contraria, el pensamiento expansivo, podría ayudar a recuperar el volumen perdido y, además, mejorar el estado de ánimo.

Uno de los descubrimientos más excitantes en la investigación neurocientífica de las décadas recientes es la neurogénesis adulta: el crecimiento de nuevas neuronas incluso a edades avanzadas.[53] Este descubrimiento suscitó una oleada de optimismo. Seguimos creciendo; con la edad no solo se produce

la muerte y la decadencia celular, sino que nacen nuevas neuronas. Como en muchos grandes descubrimientos, los detalles
siguen siendo un tanto turbios, y se ha generado un intenso debate, pero continúa siendo una noticia espectacular. La neurogénesis se limita a dos regiones del cerebro: el bulbo olfatorio,
que no es relevante aquí y que apenas ha sido estudiado, y el
hipocampo, específicamente en el subcampo conocido como
giro dentado. La depresión reduce el volumen del hipocampo,
al menos parcialmente, ya que perjudica la capacidad de neurogénesis. Por el lado positivo, el aumento de la neurogénesis
contribuye a aliviar la depresión y los síntomas de la ansiedad.[54]
Por otra parte, los tratamientos farmacológicos (medicación),
la psicoterapia y la actividad de correr, han demostrado la capacidad de aumentar la neurogénesis.[55] Por último, el bloqueo
de la neurogénesis en el hipocampo reduce la eficacia de los
antidepresivos. Aún no está claro cómo estas neuronas recién
nacidas se integran y asimilan en los circuitos neuronales existentes, y cómo alivian exactamente los síntomas de depresión,
pero la generalización y el pensamiento más expansivo son posibilidades que conviene explorar. Como el hipocampo es fundamental tanto para el estado de ánimo como para la memoria,
la neurogénesis adulta aporta esperanza no solo para la depresión, sino también para la demencia y el Alzheimer.[56] Creemos
que nuestro enfoque aprovecha el mismo mecanismo, ayudando
a individuos con depresión a recuperar la neurogénesis idónea
por medio de la renovación de su capacidad para la divagación
mental asociativa de rango más amplio. Por lo tanto, la divagación mental de tipo asociativo y expansivo no solo nos ayuda a
aprender de nuestra experiencia imaginada, sino también contribuye a mejorar nuestro estado de ánimo, a la vez que puede
inducir modificaciones a nivel cerebral.

La buena noticia para los que queremos acceder al marco mental asociativo es que, en realidad, este se instala naturalmente, si se lo permitimos. Todos hemos tenido alguna experiencia con la divagación mental estimulante cuando soñamos despiertos. De hecho, uno de los aspectos definitorios del acto de soñar despiertos es su naturaleza gozosa. La más antigua definición de este fenómeno, de 1680, dice así: «Una ensoñación, una fantasía agradable y visionaria en la que nos complacemos durante la vigilia».[57] Por lo tanto, una vez más, cuando tendemos a pensar que soñar despiertos es una pérdida de tiempo, hay buenos motivos para que nuestra mente se sumerja en ello. Razón de más para que todos lo practiquemos de vez en cuando, e incluso que lo incorporemos como parte de nuestra rutina diaria o semanal. De hecho, podemos combinar la divagación mental intencional con otras actividades. Antes de salir a correr o ir al supermercado, me gusta borrar cuanto ocupa mi mente, en especial si se trata de las facturas que acabo de pagar o de un correo electrónico irritante. Lo sustituyo por alguna lectura interesante, como algunas páginas de un libro de Aldous Huxley. O, si prefiero estimular el pensamiento creativo en relación con un artículo que estoy escribiendo, leo algo al respecto. Luego, mientras corro, mi divagación mental tiende a cernirse sobre lo que acabo de leer. Esta es una forma de inducir voluntariamente el proceso cognitivo conocido como «incubación», que produce los momentos eureka que todos hemos experimentado y en los que las ideas parecen manifestarse desde la nada. Dicho esto, haremos bien en pensar que nuestra corriente de divagación mental tiene una mente propia; no podemos dictar la dirección de estos vagabundeos salvajes. Si no fueran tan impredecibles e incontrolables, no serían tan beneficiosos a la hora de generar soluciones creativas para los diversos acontecimientos vitales. Sin embargo, sustituir el contenido de nuestra memoria de trabajo por un material que queremos desarrollar más tarde, mientras nos abandonamos a la divagación mental, nos acerca a nuestro objetivo.

Comprender los vínculos entre la divagación mental asociativa y amplia, la creatividad y el estado de ánimo me resultó fundamental para combinar todo lo que había aprendido sobre el pensamiento por defecto en la nueva comprensión general de nuestros modos de pensamiento exploratorio versus explotador. El camino hasta allí pasó por mi inmersión en el silencio.

Capítulo 10
LA MEDITACIÓN, EL CEREBRO POR DEFECTO Y LA NATURALEZA DE NUESTRA EXPERIENCIA

EN MI QUINCUAGÉSIMO CUMPLEAÑOS, decidí probar una formación en mindfulness. Era muy escéptico a raíz de lo poco que había probado y leído sobre la meditación, pero me intrigaba el aluvión de recientes descubrimientos en neurociencia sobre sus efectos positivos, desde una mejora de la memoria y la atención hasta un aumento de la creatividad y una reducción del estrés. De hecho, incluso un curso de mindfulness de ocho semanas de duración basta para producir un marcado incremento de la densidad de materia gris en múltiples estructuras cerebrales, entre ellas el hipocampo y la corteza prefrontal.[58] Acababa de mudarme a Israel, y una buena amiga, también neurocientífica, me dijo que iba a participar en un retiro de meditación Vipassana durante el fin de semana. (*Vipassana* significa «visión interna» o «*tovana*» en hebreo, y también era el nombre de la organización que gestionaba el retiro.) Exigía renunciar a todos los aparatos elec-

trónicos y un completo silencio durante toda una semana, y aunque yo dudaba de si sería capaz de ser estricto en lo segundo, la
idea de escapar por un tiempo de las notificaciones del móvil, de
los correos electrónicos y las pantallas me pareció muy atractiva. Y allí me encontraba, en un kibutz, con sesenta israelíes que
buscaban la paz interior, en un viejo edificio Bauhaus diseñado
por arquitectos que huyeron de los nazis, escuchando la suave
voz de un gurú británico de ojos de un azul profundo, eclipsada
por la oración del imán de un vecino pueblo árabe. Son asombrosas las yuxtaposiciones que la realidad es capaz de convocar.

Levantarme y acostarme a horas que me resultaban desco-
nocidas (las cinco de la mañana y las nueve y media de la noche,
respectivamente), comer comida vegana, dormir en literas y compartir habitación con tres greñudos desconocidos, con un baño
compartido al final del pasillo, ¿qué podría ser mejor? Soportamos
largas horas de meditación silenciosa sentada o de pie, paseo en silencio (y lento hasta la exasperación) y descanso silencioso.

Al principio lo odié. Pero en una semana de silencio aprendí
más sobre el pensamiento en general, y sobre el mío en particular, que en años de estudio y trabajo como neurocientífico. Qué
absurdo, pensé, cuando nuestro instructor nos pidió que «ob-
serváramos» nuestros pensamientos. Lo intenté y pronto aprendí a contemplarlos. Solo me hizo falta seguir el juego y cambiar
de perspectiva.

Sin embargo, en cuanto empiezas a atender a tus pensamientos, pronto descubres que tienes un serio problema. Se apresu-
ran, se interrumpen, se aferran, incordian y no paran de crecer
y crecer. Por lo tanto, la siguiente habilidad que hay que aprender es ayudarlos a avanzar, convertirlos en visitantes y no en re-
sidentes permanentes de nuestro espacio mental y emocional. Al
principio, el intento de dejar marchar los pensamientos me pare-

cía sencillamente imposible. Tenía la impresión de conseguir justo lo contrario. Los pensamientos se arremolinaban en mi mente como los proverbiales pies en polvorosa, o caía en la rumiación y la ansiedad se apoderaba de mí. Por suerte, mi amiga accedió a transgredir el mandato de silencio durante los paseos nocturnos, y eso me permitió preguntarle por su experiencia. No me sentí culpable; había venido a aprender, y ella sabía mucho de la extraña práctica. Cuando me quejé de lo desagradable que me resultaba acompañar mis pensamientos, ella me habló del afán de la mente por etiquetar. Menuda revelación.

MANIPULAR LOS PENSAMIENTOS

Los pensamientos pueden tener una influencia directa en nuestro bienestar. En particular, un pensamiento molesto puede resultar muy disruptivo, y en ciertos casos todo lo que deseamos es detener ese pensamiento. Los casos extremos originan conductas desesperadas. Como, por ejemplo, las autolesiones. Los individuos que padecen trastornos del estado del ánimo como trastorno de estrés postraumático, depresión y ansiedad, así como otros muchos, sufren tanto los pensamientos intrusivos que pueden recurrir a la automutilación. La idea de que alguien prefiera el dolor físico que produce un cuchillo al cortar un brazo al dolor mental es difícil de comprender.

La investigación en psicología cognitiva, combinada con la experiencia con la psicoterapia y la práctica de la meditación, nos enseña con claridad meridiana que no podemos liberarnos de nuestros pensamientos a voluntad. En realidad, si intentamos dejar de pensar deliberadamente en algo específico, lo que conseguimos es el efecto opuesto; pensamos obsesivamente en el mismo tema. Como dijo Dostoievski en *Apuntes de invierno sobre impresiones de verano*: «Intenta plantearte esta tarea: no pensar en un oso polar, y descubrirás que la maldita cosa no deja de presentarse a cada instante». Esta intuición recibió el aval de una hermosa investigación realizada por el difunto Dan Wegner en torno al fenómeno que más tarde sería conocido como «proceso irónico». Intentar frenar un pensamiento no es una extraña tarea experimental reservada para un entorno de laboratorio, sino una necesidad cotidiana para todos los seres humanos. Desde la eliminación de pensamientos y emociones, como describieron Freud y otros, a intentar evitar pensar en diversos traumas y procurar mantener el control sin obsesionarse demasiado, no pensar es un desafío constante. Sin nuestra capacidad para no pensar en ciertas cosas, no seríamos capaces de entrar en un avión, comer carne (yo no como) o perdonar.

Una vez más, mis retiros de silencio me enseñaron cosas que no sabía. Hay dos formas eficaces de hacer desaparecer un pensamiento. La primera es reconocer el pensamiento y afrontarlo directamente, como se hace en la terapia psicológica. La segunda es reconocerlo y atribuirle una etiqueta o un nombre que normalmente lo ubicará en una «caja» mental e impedirá su reaparición involuntaria. (Hay que señalar que el término «etiquetar» ha sido mencionado anteriormente cuando hablamos de cómo concedemos nombres y etiquetas a objetos familiares, y por lo tanto nos perdemos la riqueza de los detalles; no hay que confundirlo con el etiquetado de pensamientos, que estamos describiendo ahora.)

Con esta nueva comprensión, me dispuse a jugar y a experimentar. ¿Cómo funciona el reconocimiento y el etiquetado? Examinamos un pensamiento específico que ocupa nuestra mente y lo etiquetamos en función de un par de dimensiones. ¿Es positivo, negativo o neutro en términos de las emociones que despierta?

¿Se centra en el pasado, el presente o el futuro? ¿Tiene que ver contigo, con los demás o con ambos? Así que, si piensas en un cumplido que has recibido la semana pasada de alguien importante para ti, este pensamiento puede ser etiquetado como: positivo, pasado, centrado en mí. Si te preocupas por el cachorro que entregaste en adopción a alguien cuya actitud hacia los animales te inspira desconfianza, este pensamiento podría etiquetarse como: negativo, futuro, los otros. Te lanzas a este ejercicio y los pensamientos empiezan a desaparecer tan pronto como dejas de etiquetarlos. En cierto punto, imaginé el sonido silbante de un correo electrónico enviado. Empecé a sentir que tenía el control. ¿Qué pasa si tus preocupaciones flotan en torno a tu mente? Las reconoces, les adhieres una etiqueta y te centras en los nuevos pensamientos emergentes.

Este sencillo método bastó para alcanzar cierta paz mental, una mente menos apresurada y bulliciosa. Cuando se agotaron, intenté forzar un nuevo pensamiento, centrarme voluntariamente en un nuevo objetivo laboral o en el futuro económico de mis hijos, pero no surgieron nuevos y locuaces pensamientos. Y entonces empezaron a suceder cosas extrañas, a veces sorprendentes y normalmente agradables. El resultado de este proceso, al menos así me ocurrió a mí en cierto número de ocasiones afortunadas, fue una mente misteriosamente vacía. Nada sucede en el interior, una experiencia que resulta extraña y asombrosa al mismo tiempo. (Por un momento aterrador, pensé que tal vez mi mente seguiría vacía y no sería capaz de volver al trabajo después del retiro...) Y con este silencio interior advinieron nuevas sensaciones, con una resolución amplificada. Percibí vívidamente el viento suave moviendo el vello de mi brazo o un rayo de sol en mi rostro, y la sensación mundana de un tenedor rozando los labios casi parecía erótica. Era poesía sensorial auspiciada por una mente desocupada.

Sin embargo, estas experiencias mágicas son escasas y dispersas. Consideré estos estados ocasionales como un bienvenido efecto secundario. Realmente estaba allí para descubrir lo que la práctica de la meditación le hacía a mi mente y a mi experiencia, por lo que alcanzar un estado cercano al vacío era lo bastante fascinante para mí, independientemente de que la práctica fuera acompañada o no por intensas sensaciones corporales.

Lo siguiente en mi agenda impulsada por la curiosidad era tratar de traer de vuelta a un primer plano los pensamientos que ya había etiquetado y relegado al olvido. Curiosamente, no pude hacerlo. Era como si hubieran sido sellados, clausurados o se hubieran evaporado (o, sencillamente, se hubieran almacenado en un profundo lugar de la memoria). Detengámonos un momento para evaluarlo: un pensamiento molesto, una angustia, una obsesión o miedo del que no hemos podido liberarnos por mucho que lo hayamos intentado, no solo desaparece en cuanto le adherimos una etiqueta, sino que a duras penas podemos traerlo de vuelta aun cuando así lo deseemos. (Evidentemente, algunos pensamientos, como los recuerdos intrusivos procedentes de un trauma o las rumiaciones persistentes, necesitan una artillería más pesada que el mero etiquetado de pensamientos.) Esta revelación me sorprendió por su novedad y potencia, y me abrió una puerta hacia una mayor comprensión de la mente, las emociones y la experiencia.

Sin duda el lector habrá descubierto que, en cuanto decide escribir una nota para recordar algo, eso que necesita recordar tan imperiosamente se ha desvanecido de su mente consciente (o memoria de trabajo, para ser exactos). Dejamos de aferrarnos a ello en cuanto lo hemos puesto por escrito. Hemos delegado nuestro procesamiento mental en primer plano a esa pequeña nota. Algo análogo a lo que sucede con un pensamiento etiquetado en cuanto desaparece.

Sufrimos (o disfrutamos) menos de los pensamientos cuando han sido etiquetados porque ahora están encapsulados. Una palabra simplifica nuestra forma de gestionar pensamientos y conceptos complejos. Si te describo a una persona que no parece físicamente estable, no habla con coherencia, huele mal y cuya conducta resulta del todo inapropiada, te preocuparás y no estarás seguro de cómo acercarte a ella si lo necesitas. Pero si me limito a definirla con una sola palabra, un «borracho», todo se torna evidente y manejable en un instante. Es como cuando un médico establece un diagnóstico después de escuchar una lista de síntomas; ofrecemos una etiqueta para describir un pensamiento o un concepto. ¿Y qué sucede con las emociones que no pueden recibir una etiqueta debido a su naturaleza excesivamente abstracta? Utilizamos las dimensiones categóricas de lo positivo y lo negativo, el yo y los otros, pasado, presente o futuro, y así sucesivamente, forzando a todo a tener una etiqueta. Es un método para engañar a lo amorfo.

Tomemos como otro ejemplo la cuestión de por qué hablar de mis «problemas» los hace menos problemáticos. La mera expresión de un pensamiento preocupante, como admitirlo en voz alta, puede mejorar marcadamente las emociones. En cierto punto empecé a creer que hablar con un muro, siempre y cuando me expresara concreta y explícitamente, sería suficiente para suscitar una mejora. De hecho, más tarde descubrí que en cuanto los individuos que sufren escriben sus pensamientos inquietantes, sus síntomas suelen aliviarse, aunque acaben rompiendo la nota sin mostrarla a nadie. Se afirma que esta «terapia de escritura» contribuye a reducir los efectos del trauma. Reconocerlo ante uno mismo, explícita y específicamente, parece bastar.[59]

En *A Life on One's Own*, Marion Milner escribe de forma elocuente sobre revelaciones individuales similares, acerca de cómo el mero hecho de admitir los pensamientos les despoja de parte de su naturaleza perturbadora. En un ejemplo, se describe a sí misma sentada en el césped en un día de verano, que en aquel momento le parecía un neblinoso día de noviembre, en Cornualles, intentando poner en palabras lo que le preocupaba. Descubrió que se trataba de un encuentro previo con un hombre por el que se sentía atraída, y esa atracción no se había materializado. Entendió que volvía una y otra vez sobre ese encuentro, en lo que llamamos rumiaciones en el contexto de la depresión y otros trastornos del estado del ánimo. Sin embargo, el mero hecho de pensar deliberadamente en el incidente bastó para que esas rumiaciones se tornaran menos obsesivas. Admitir los pensamientos –confesar, reconocer, aceptar– es semejante a etiquetar adhiriendo nombres a los pensamientos, y facilita su desvanecimiento.

Curiosamente, el mismo principio opera en las sensaciones físicas, no solo en las obsesiones y eventos mentales. Sentimos una mosca en el brazo (parece que aterrizan con más frecuencia cuando estamos meditando e intentamos mantener la postura...), y la primera reacción es espantarla, tal como intentamos apartar un pensamiento liberándonos activamente del mismo. Es disruptivo, intrusivo e ineficaz. Limitémonos a dejarlo estar: el pensamiento o el picor; observémoslos y reconozcamos su presencia, en lugar de intentar alejarlo, y entonces dará la impresión de que encuentra su lugar. No lo desees: deja que suceda. Tengo que admitir que esta forma de hablar, en la que se reconocen los pensamientos y se permite que los acontecimientos ocurran, me parecía intolerablemente abstracta y sin sustancia. Pero funciona y, como neurocientífico y ser humano, es algo que me fascina. Admitir los pensamientos nos ayuda a etiquetarlos, lo que facilita que se desprendan y se alejen del escenario central de nuestro pensamiento.

El concepto de alivio a través de la expresión explícita recuerda la idea de catarsis, sobre todo en el contexto de la terapia psicológica. Ya sea a través del método de la hipnosis (científicamente sometido a debate) o por el método de las asociaciones libres, un paciente es animado a expresar sus pensamientos en voz alta. Este método permite a los pacientes describir emociones y recuerdos asociados con un cierto acontecimiento de su pasado y que no ha sido correctamente abordado con anterioridad. Buena parte del alivio asociado a este tratamiento psicoterapéutico se ha atribuido a la emoción «purificadora» de la catarsis. Las explicaciones respecto a por qué el hecho de compartir aporta alivio oscilan desde una supuesta sensación de clausura a la reducida ambigüedad, a la que sabemos que los seres humanos somos reacios. Sin embargo, aún no se trata de relatos científicos formales. Por ahora, es interesante considerar la posibilidad de que los pensamientos perturbadores sean el resultado de recuerdos pendientes o distorsionados. Esto es especialmente pronunciado en el contexto del trauma.

Las víctimas que sufren pensamientos y recuerdos intrusivos, pesadillas y depresión pueden encontrar alivio en un método que anima a revisitar los detalles del trauma de forma que parece fomentar una adecuada reconsolidación de los recuerdos originales. Es como si un acontecimiento traumático se convirtiera en una fuente de recuerdos inquietantes porque no se consolidó correctamente en el momento en que aconteció. Tal vez se deba a hiperexcitación y a emociones intensas, debido a la atención selectiva a ciertos detalles y no a otros, o la eliminación activa de determinados aspectos. (Un hecho menos conocido sobre la memoria es que primero consolidamos un nuevo recuerdo de modo que se almacena de forma permanente, pero cada vez que lo recuperamos es una oportunidad, voluntaria o no, para que ese recuerdo sea reconfigurado por la nueva información contextual, y entonces se reconsolida en una forma actualizada. Esto resulta valioso para mejorar el aprendizaje y corregir las distorsiones de la consolidación original.) Puede suceder en una terapia de exposición en la que se pide a los pacientes que recuerden los acontecimientos y detalles del trauma mientras se concentran en los «puntos calientes», los aspectos más perturbadores de la memoria, o podría ocurrir en tratamientos que implican medicamentos que liberan inhibiciones y, por lo tanto, permiten a los pacientes traumatizados revisitar la fuente de su trauma con más facilidad y de forma más homogénea.

Los pensamientos perturbadores no son exclusivos del trauma y nos resultan muy conocidos en la vida cotidiana. Siempre nos preocupamos por algo, conscientemente o no. Compartir estas cuitas con alguien, un amigo o un terapeuta, o admitir y etiquetar ese pensamiento inquietante tiene un efecto similar a la terapia de exposición al trauma ya descrita. Para compartir honestamente o para etiquetar, estamos obligados a activar todos los aspectos que consideramos equitativamente: agradable, neutral o desagradable; pasado, presente o futuro; yo o los otros; orientado hacia el interior o hacia el exterior; verbal o visual. Etiquetamos pensamientos y etiquetamos emociones. Esto separa la emoción del pensamiento, y entonces la primera se torna más clara y el segundo menos dominante. Compartir o etiquetar sitúa las cosas en la perspectiva correcta y *voilà*, el pensamiento, y las intensas emociones asociadas a él, desaparecen. Se almacena cuidadosamente sin necesidad de requerir de tu atención al continuar inmiscuyéndose en tus asuntos. Los recuerdos inquietantes podrían ser la forma en que nuestro subconsciente exige una consideración correcta y una reconsolidación más equilibrada, como también sugiere el psicoanálisis. En ese caso, los recuerdos intrusivos tienen un valor adaptativo, independientemente de cómo nos sintamos respecto a ellos.

PENSAMIENTOS SECRETOS

Todos conocemos a alguien que es incapaz de mantener un secreto. Mi tía Roniti te contará todo lo que haya escuchado, sea o no confidencial. La única diferencia es que, antes de revelarlo, susurrará: «Pero esto es un secreto». De hecho, como concluyó Freud, ningún mortal puede guardar un secreto.

Muchos creen que nuestra incapacidad para guardar un secreto, mientras estamos obligados a no hablar de él explícitamente, hace que nuestro cuerpo y nuestro cerebro encuentren otras formas de expresarlo en nuestro nombre. Incluso juguetear con un objeto puede ser nuestra manera de contarle un secreto al mundo. En la película japonesa de los ochenta *La inspectora*, dos inspectores de la Agencia Tributaria Nacional Japonesa entrevistan a un maestro de la evasión fiscal. Antes de entrar en su estudio, el investigador de más edad le dice a su ayudante que preguntará al estafador dónde tiene la caja fuerte, y que su papel consistirá en observar sus ojos atentamente y descubrir a dónde dirigen la mirada en cuanto se formule la pregunta. La ayudante tiene que observar con atención porque el sospechoso moverá rápidamente los ojos hacia la ubicación de la caja fuerte antes de volver a mirar al investigador y asegurar que no tiene ninguna caja fuerte. Y eso es exactamente lo que sucede. Por supuesto, se trata de una película, no es ciencia. Y el hecho de que yo haya intentado varias veces este truco, por ejemplo, para obtener unos disquetes que deseaba de una secretaria que me los estaba escondiendo, no lo convierte en ciencia. Pero la ciencia respalda la idea de los cuerpos que revelan la verdad, en especial las manos.[60]

Se ha hablado mucho de los secretos, pero no lo suficiente del daño mental y físico que ocasionan. Algunos ya nos hemos percatado individualmente de que los secretos requieren de un constante esfuerzo. Más allá de la culpa y la incomodidad social, representan una carga para nuestras reservas mentales y emocionales. Mantener secretos, en especial los más pesados, provoca todo tipo de trastornos físicos (desde resfriados a enfermedades crónicas) y perturbaciones mentales (depresión). Una vez conocí a una señora mayor vivaz y optimista, que, además, había sobrevivido al cáncer. Me dijo que estaba convencida de que su cáncer era el resultado de haberle ocultado a su esposo una relación con otra persona. No es la primera vez que oigo este tipo de relatos individuales e informales, que casan bien con los informes científicos sobre los posibles efectos devastadores de los secretos o la culpa sobre la salud.[61] Evidentemente, es mejor que algunos secretos lo sigan siendo, si su conocimiento provoca un daño mayor, por lo que no se trata de una afirmación categórica.

Hay secretos voluntarios que elegimos ocultar y existe la supresión de elementos inquietantes en los que preferimos no pensar; hay secretos que ocultamos a los demás y secretos que nos escondemos a nosotros mismos. Todos nos hacen sufrir en cierta medida. Todos constituyen una carga para nuestras capacidades mentales, y todos por la misma razón. Esta razón tiene que ver con la inhibición del cerebro. Abstenernos de decir (o hacer) algo no es una operación pasiva, sino más bien activa, y requiere energía mental y metabólica. Cuando se mantiene un secreto durante largo tiempo, agota nuestra capacidad para procesar plenamente los preceptos, emociones y nuestro mundo interior y exterior.

Los posibles efectos negativos de guardar secretos son intrigantes, pero menos relevantes para nuestro propósito en este libro. Nos interesan más los beneficios de la apertura y el acto de compartir. Como la tía Roniti sabe bien, compartir un secreto nos alivia y descarga. No hablar o suprimir supone aplicar una costosa inhibición. Por otro lado, hablar y expresarse libera recursos mentales preciosos para actividades valiosas como la conceptualización creativa. De hecho, una inhibición reducida podría mejorar el ánimo porque libera endorfinas, las moléculas que estimulan el placer, y porque el hecho de liberar recursos nos hace más creativos, lo que también se vincula a un mejor estado de ánimo. Dicho esto, vivir en sociedad exige cierta inhibición, razón por la que evitamos tocar a una persona atractiva en un restaurante, por ejemplo, y por la que también, yo debería haber evitado decir lo que acabo de decir...

Ahora comprendemos el vínculo entre cómo gestionamos los pensamientos en la meditación, en qué sentido se asemeja al acto de compartir y cómo podríamos esperar los mismos beneficios que cuando compartimos nuestros pensamientos con los demás. En la meditación, compartimos realmente con nosotros mismos, practicamos un pleno acto de reconocimiento sin necesidad de un espectador externo.

Al enseñarnos a limpiar nuestra mente de pensamientos descarriados, la meditación nos ayuda a apreciar mejor los ricos detalles de la vida. Nos convertimos en observadores más agudos del momento presente, de los sonidos y formas, de la sensación que despierta la brisa, del sabor de una fresa fresca.

CÓMO LA MEDITACIÓN MEJORA LA ATENCIÓN: UNA PERSPECTIVA NEUROCIENTÍFICA

Tomamos asiento en una almohada, observamos nuestros pensamientos y nos concentramos en nuestra respiración con gran detalle, pero ¿cómo mejora todo esto nuestra atención? Hay tres componentes que, como científico y practicante a tiempo parcial, considero que pueden explicar el poder de la meditación para fomentar una vida más consciente. El primero es la *atención difundida*: la capacidad de atender a nuestro entorno concediendo un mismo peso a todas las ubicaciones y elementos que nos rodean, sin sesgos ni privilegios. Se parece a lo que Freud llamó «atención flotante uniforme», que recomendaba adoptar a los psicoanalistas como medio para permanecer receptivos a nuevas observaciones. Todos deberíamos hacerlo. Normalmente, la atención significa justo lo contrario: concentrarse en una ubicación o elemento específico o limitado, e ignorar, o incluso suprimir, todo lo que queda fuera del «foco» de la atención. Sin embargo, se dice, y para muchos es algo ya demostrado, que la práctica de la meditación nos permite otorgar la misma importancia e interés potencial a todos los aspectos de nuestro entorno. Cuando no hay una guía general de hacia dónde orientar nuestra atención, esta se orienta hacia ninguna parte y hacia todas.

El segundo cambio que la meditación produce en nuestro cerebro para estimular la atención consiste en desconectar las expectativas. El estado cerebral por defecto consiste en esperar: esperar a que algo suceda, esperar que algo sea bueno o malo, desear algo en el futuro y juzgar las cosas comparándolas con lo que hemos anticipado. Observar nuestra respiración es una finta que nos permite habitar el aquí y el ahora. Y al estar en el aquí y el ahora, interrumpimos el pensamiento sobre el futuro, que es en lo que se centra la expectativa. Cuando no esperamos nada, estamos abiertos a todo lo que pueda llegar.

El tercer componente que hace que la meditación sea tan eficaz en la calidad de la experiencia presente consiste en la reducción de nuestra tentación de aferrarnos a nuestros pensamientos, deseos y temores. El primer elemento que constriñe la amplitud de nuestro pensamiento y el flujo de nuestras ideas es la inhibición. La inhibición es la fuerza que limita el arco del pensamiento, de la activación asociativa, y la progresión de nuestro movimiento mental como un todo: velocidad, alcance y distancia. Una persona más inhibida tendrá más probabilidades de sufrir trastornos del ánimo, y un individuo menos inhibido será más creativo, por expresarlo en términos simplistas. En meditación, esto se traduce en aferrarse a un pensamiento o en dejarlo fluir. Cuando el nivel de inhibición es menor, hay un menor estancamiento y una mayor progresión.

Existe un gran vínculo mecanicista que une a estos tres factores requeridos por el mindfulness: cuánta influencia se otorga a los procesos descendentes. Hay que compararlo con el peso concedido a los procesos ascendentes. Como describiré con detalle en el último capítulo, lo que determina nuestro estado mental es el relativo énfasis otorgado a las señales descendentes en comparación a las ascendentes, hasta qué punto nuestro estado general incorpora información de la memoria en comparación a la que nos llega a través de los sentidos. Esta relación dicta nuestro estado de ánimo, el alcance asociativo de nuestros pensamientos y la envergadura de nuestra atención y percepción. Los tres elementos anteriores están moldeados por el procesamiento descendente. La guía atencional está determinada por esos mismos procesos, y la atención difundida implica la ausencia de guía descendente de la atención: todo es equivalente, no hay foco.

Desactivar las expectativas –el segundo elemento– también implica desactivar las señales descendentes, aquellas que normalmente envían predicciones y conocimiento desde la memoria para su comparación con el *input*. Por último, la inhibición también tiene un origen descendente, lo que resulta problemático en la depresión y provoca rumiaciones. Dejar fluir los pensamientos está directamente relacionado con la reducción de las órdenes descendentes: menos flujo descendente $\rightarrow$ menos inhibición $\rightarrow$ menos inmovilidad $\rightarrow$ más progresión.

En suma, aunque las influencias descendentes son muy útiles en numerosas circunstancias, como hemos visto, en el contexto presente estos procesos pueden ejercer tres tipos de efecto negativo en nuestra mente y nuestro pensamiento: limitación del rango atencional, creación de expectativas basadas en la memoria y dictado del grado de inhibición. Los tres están modulados por la meditación mindfulness.

En las tres influencias no se dan exactamente los mismos mecanismos descendentes. La guía atencional, las señales predictivas y la inhibición son fuerzas descendentes a nivel cerebral, pero con diferentes orígenes anatómicos, la implicación simultánea pero no idéntica de varios neurotransmisores, diferentes líneas temporales de influencia, etcétera. Sin embargo, tienen en común que todas representan formas de control descendente interno en relación con nuestra forma de experimentar el mundo: bien localmente, a través de la anticipación y un alcance limitado, bien globalmente, con pocas limitaciones y haciendo tabla rasa.

Naturalmente, esto no quiere decir que los yoguis se sienten a meditar y se concentren explícitamente en su corteza prefrontal; la mayor parte de la gente ni siquiera sabe dónde está la corteza prefrontal, y aunque lo supieran, la activación cortical no está, por lo general, sometida al control consciente. La operación se parece más a las técnicas de *neurofeedback*, en las que el individuo y las prácticas refuerzan y apuntalan lo que funciona bien. Al seguir las líneas maestras de la práctica de la meditación, el sujeto influye en estas fuentes descendentes sin pensar en ellas como tales. Nos concentramos en la respiración y no nos aferramos a nuestros pensamientos; repetimos y reforzamos las prácticas que, sin saberlo, disminuyen los efectos de las imposiciones descendentes, y esta estrategia funciona. Obviamente, la antigua práctica de la meditación no se desarrolló teniendo en cuenta estos recientes conocimientos y hallazgos de la neurociencia. Por el contrario, la práctica evolucionó para optimizar la presencia y la calidad de la experiencia, y resultó que los grandes pilares de esta práctica milenaria guardan relación con la disminución del papel de las influencias descendentes, en sus diversas modalidades, en nuestras vidas.

Por otra parte, ser conscientes de nuestros pensamientos y, en líneas más generales, de nuestro devenir interior, trasciende el hecho de ser conscientes de nuestro entorno. Poco a poco advertimos la eclosión de pensamientos menos irrelevantes, somos más libres para experimentar la vida y el único ingrediente que podemos añadir para fomentar una existencia rica y despierta es la inmersión. En cuanto hemos encontrado nuestro presente, el siguiente paso es habitarlo.

Si tuviera que sentarme a escribir toda mi vida hasta ahora, todos los detalles que puedo recordar, me saldría un libro de 250 páginas, tal vez. Cincuenta y cinco años, unos veinticinco mil días, casi medio millón de horas de sucesos que me han acontecido o de los que soy responsable, y todo lo que puedo recordar puede consignarse en un único libro. A menudo me he preguntado dónde se ha ido el recuerdo del tercer curso, por ejemplo, o los dos años intermedios en la escuela de ingeniería, o las muchas cenas familiares de mi infancia, o como padre, y siento que me han robado. Y el ladrón he sido yo mismo. No ser conscientes, no habitar el aquí y el ahora, no participar realmente, es no estar presentes en nuestras vidas. ¿Cómo podría recordar cosas de las que no he sido realmente testigo y en las que no he participado de verdad? Yo estaba allí, pero no plenamente.

Al parecer, cuando somos conscientes y nos sumergimos en un acontecimiento, la velocidad de lo que experimentamos se ralentiza y la riqueza de los detalles se multiplica. En un penalti, los porteros de fútbol son capaces de ver y reaccionar a balones que son demasiado rápidos para que los demás lleguemos a percibirlos. Su nivel de conciencia es extremo, al menos cuando el esférico se acerca a ellos. Una vez conduje un todoterreno en los bosques de Maine, con mi hija Nadia sentada en el regazo. Yo estaba muy excitado y, al efectuar un giro rápido, volcamos. Aún recuerdo, vívidamente, la cadena de acontecimientos, así como la sucesión de mis pensamientos, con un detalle excepcional. Recuerdo mi temor a que mi hija fuera aplastada por el pesado vehículo y cómo, en lo que me parecieron movimientos a cámara lenta, la alcé y la arrojé al lado que creí más seguro. La fuerza de las emociones me infundió una extraordinaria atención y alerta. Las circunstancias extremas exigen todos nuestros recursos atencionales. Obviamente, no se trata de poderes especiales reservados para casos extremos, porteros talentosos o bateadores de béisbol. Se trata, simplemente, de toda nuestra atención concentrada en un solo punto, en el presente. El truco reside en la atención plena.

La experiencia no tiene que ser tan intensa ni agotadora como el lanzamiento de un penalti para convertirse en una experiencia de mindfulness. Si no nos distrajeran los pensamientos irrelevantes y la conversación interior, nuestra percepción funcionaría siempre así, todo el día, como en Neo de *Matrix*. Todo acontecimiento en el que participáramos plenamente sería percibido y recordado como una excitante novedad.

Todos advertimos que el tiempo parece pasar más deprisa a medida que envejecemos («Demonios, ¿es Año Nuevo otra vez?»). Yo solía pensar que esto es así porque la novedad nos hace apreciar más cada instante y, como a medida que el mundo nos resulta más conocido hay cada vez menos novedades, existen menos oportunidades para estirar subjetivamente el tiempo. La clave es la atención. Si esperamos el momento, el tiempo se prolonga, y si logramos esperar lo conocido como si fuera nuevo, nuestra percepción del devenir se dilatará, lo que aumentará nuestra longevidad subjetiva.

EL DILEMA DEL MINDFULNESS

Como la meditación influye en la divagación mental, también influye en la red neuronal por defecto. En la actualidad, numerosos estudios han demostrado esta relación. En un ejemplo, se comparó la actividad de la red neuronal por defecto de meditadores experimentados y participantes novatos que acababan de empezar mientras realizaban diversos tipos de meditación («concentración», «bondad amorosa», «conciencia sin elección»).[62] La actividad en la red por defecto fue significativamente inferior en los meditadores experimentados, lo que encaja con las muchas observaciones que indican que la meditación disminuye la magnitud de la divagación mental. Además, la conectividad entre las diferentes regiones que configuran la red neuronal por defecto era más fuerte en meditadores experimentados en comparación con los novatos, lo que implica que la meditación también mejora la eficacia de la comunicación entre las diversas partes de la red neuronal por defecto. (Este es un buen momento para subrayar la importante advertencia al examinar los hallazgos científicos, a la que normalmente nos referimos con la expresión «La correlación no equivale a causalidad». Por ejemplo, en este caso, podría ser que la conectividad mejorada en los meditadores sea un rasgo característico de quienes practican y persisten en la meditación, no una propiedad causada por la meditación en sí misma. Dicho esto, existen suficientes informes que avalan la idea de que la meditación realmente produce estos efectos, especialmente al monitorizar a individuos que incrementan su experiencia con esta práctica.) Otra investigación, dirigida por Richard Davidson en la Universidad de Wisconsin-Madison, muestra los efectos positivos de la meditación en la regulación de las emociones y en la resiliencia mental.[63] Más recientemente, la meditación también ha demostrado mejorar la atención y la memoria y fomentar el bienestar y la salud mental durante el envejecimiento.[64] Es evidente que la meditación es buena para ti.

Por otro lado, esta práctica deja espacio a la experiencia. Una nueva experiencia requiere nueva actividad cerebral y la disponibilidad de recursos corticales. Cuanto más ocupado está nuestro cerebro en un momento determinado, menores serán sus recursos para una nueva experiencia. La nueva experiencia tiene que «abrirse paso a codazos», y si nuestra mente ya está ocupada, los recursos que quedan solo permitirán una experiencia parcial y superficial, si es que lo consiguen. Con una mente ocupada se evocarán menos sensaciones, asociaciones y emociones; el color rojo no será tan brillante, y la flor no será tan bella. (De hecho, la carga cognitiva también disminuye nuestra capacidad para apreciar la belleza estética, así como nuestra capacidad para sentir placer. Es fácil descubrir el vínculo que intento trazar entre la carga cognitiva que la rumiación constante impone a la mente deprimida y la reducida capacidad para sentir placer en la depresión, llamada anhedonia.) Por lo tanto, es evidente que, para mejorar la calidad de la experiencia, necesitamos menos pensamientos actuales y más espacio para que las experiencias inminentes se desplieguen en todo su esplendor en nuestro cerebro. La meditación permite nuevas experiencias en su manera eficiente de tratar los pensamientos en curso y emergentes. Los pensamientos vienen y van, y progresivamente nuestra mente se vacía; la próxima experiencia que esperamos es mucho más plena, acontece con mayor resolución, conscientemente. La mente saturada (*mind fullness*) es enemiga del mindfulness.

Sin embargo, aquí llega el dilema del mindfulness. En cuanto mejora el control que ejercemos sobre nuestros pensamientos y mantenemos la atención centrada en el momento presente, pasa algo extraño o, más bien, singular. Empezamos a observarnos a nosotros mismos. No solo somos más conscientes de nuestra experiencia, sino de nosotros mismos observando esa experiencia. Pensamos: «Le estoy oyendo, pero me pregunto si se da cuenta de que no le estoy escuchando realmente»; «Todos responden automáticamente, menos yo»; «Tengo tanta hambre. Espero que nadie descubra que estoy comiendo como un cerdo»; «Me siento tan feliz con todos mis hijos sentados en torno a la mesa y riendo». Somos maravillosamente conscientes, podemos apreciar el momento, y podemos prestar atención al centro y a la periferia de nuestro campo de visión, al primer plano y al fondo de la experiencia presente. Observamos nuestra reacción exagerada a la broma de un superior y entonces nos obligamos a no hacerle la pelota de una forma tan flagrante. Observamos cómo nuestra irritación empieza a manifestarse cuando alguien se muestra grosero con nosotros y la neutralizamos. Esto es bueno en muchos sentidos; una mayor monitorización de lo que nos sucede puede aportarnos grandes beneficios. Pero estar atentos y conscientes altera progresivamente la perspectiva sobre nuestra existencia. Nos convertimos en testigos, observadores, en lugar de ser los protagonistas principales de los episodios de nuestra vida.

Imaginemos que he pagado una gran suma de dinero para tener la oportunidad de conducir un Fórmula 1 durante un par de vueltas. No quiero observarme mientras conduzco. Deseo sumergirme plenamente en la experiencia: el vértigo de la velocidad, el ruido, el peligro y el olor de la gasolina y los neumáticos quemados; quiero estar *en* la experiencia de la Fórmula 1. Entonces es cuando resulta divertido. Sumergirse profundamente en una experiencia, de modo que todos nuestros sentidos estén vivos y se desvanezcan todas las preocupaciones, e incluso retroceda la sensación del yo, es uno de los mayores placeres de la vida. Por lo tanto, aunque la práctica del mindfulness es de un gran valor y recomiendo encarecidamente que toda persona le dedique un tiempo constante para optimizar su presente, tenemos que conocer las desventajas de ser conscientes y estar abiertos y dispuestos a abandonar esa perspectiva y sumergirnos en nuestras experiencias. No seas el bailarín; sé la danza.

Capítulo 11
VIDA INMERSA

NO HACE MUCHO, mientras me disponía a marcharme al trabajo, me acerqué a mi hija Nili, que estaba tomando el desayuno. Miraba por el gran ventanal de la cocina, que da a un pacífico escenario de árboles frondosos, y supuse que estaba soñando despierta. Le pregunté: «¿En qué piensas, Nili?». Y me respondió: «En nada. Solo estoy mirando». Su tono revelaba que la pregunta le parecía extraña. Casi pude oír su mente: «¿Por qué debería estar pensando en algo?». Qué maravilloso es estar libre de molestas preocupaciones mentales.

¿Cuándo fue la última vez en la que te sentaste a mirar por la ventana sin que tu mente se desplazara a otra cosa distinta a lo que estás observando, tal vez el trabajo pendiente, el comentario halagador de tu pareja sobre tus zapatos nuevos o aquella vez en la que, cuando tenías diez años, unos abusones te robaron tu pistola de juguete? Nuestros pensamientos pueden llevarnos, en un abrir y cerrar de ojos, a cualquier parte, menos aquí. Me deleitó saber que Nili aún era capaz de habitar plenamente en el ahora, hasta el punto de que volvió a pensar que su padre era un poco raro. El momento me resultó conmovedor porque yo sabía que, a cada día que pasara, a ella le costaría un poco más sumergirse en el presente. Su mente se verá progresivamente sobrepasada por la divagación mental, y se verá sumergida en rumiaciones sobre el pasado, arrastrada a especulaciones sobre el futuro, o bien se encontrará girando en torno a la preocupación de qué pensarán de ella sus amigos o en torno a ensoñaciones con ese chico de la clase, tan guapo.

AÚN HAY MOVIMIENTO MENTAL

No soy una persona religiosa, pero no trabajo en Yom Kippur. Cuando el último Yom Kippur estaba a punto de empezar, yo intentaba acabar de escribir un párrafo, pero en su lugar me dediqué a contemplar la brillante luna de plata a través del cristal de la ventana. Me dije entonces que acabaría rápidamente el párrafo y que me pasaría los últimos treinta minutos que quedaban antes del inicio de la festividad contemplando y disfrutando de la hermosa luna. Así que acabé, cerré el portátil, abrí la ventana de par en par, ajusté la silla y me senté para dedicar los próximos minutos a disfrutar del satélite terrestre. Pronto me di cuenta de lo que ya sabía, pero me negaba a admitir: no podía concentrarme en la luna. Mis pensamientos empezaron a divagar rápidamente.

Sigamos con el ejemplo de la luna mientras examinamos las trayectorias potenciales que puede seguir nuestro pensamiento. Hay muchos posibles escenarios. En el primero, miramos la luna, o cualquier otro objetivo, durante uno o dos segundos, y a continuación, sin ser conscientes de ello, recuperamos el pensamiento que ocupaba nuestra mente más recientemente, tal como lo almacenamos en nuestra memoria de trabajo: un párrafo, los planes para las vacaciones o los recuerdos de los ayunos de la infancia. En el segundo escenario, la trayectoria pasa fluidamente de la luna que tenemos delante a otros pensamientos, a través de asociaciones. Observamos la maravillosa luna → la película *First Man*, sobre Neil Armstrong, que vimos la noche pasada no estaba mal en absoluto → cómo es posible que la gente crea en las teorías de la conspiración según las cuales eso nunca sucedió → como esa otra teoría que afirma que Paul McCartney murió en 1966 → cuántas veces hemos intentado pasar *Revolution 9* al revés en busca del mensaje oculto → y qué difícil era conseguir nueva música en Israel durante mi adolescencia. Empezamos con la luna, pero nuestra mente produce una onda asociativa por sí misma. En tercer lugar, podemos determinarnos a quedarnos en la luna, por así decirlo, y, como hacemos con la respiración en la meditación, cada vez que nos apartamos de ella devolvemos nuestra mente al satélite de la Tierra. Para persistir en la luna, empezaremos a fijarnos en sus elementos: los cráteres, el rostro ilusorio, su contorno, cuánto le falta para completar un círculo, y así una y otra vez. Tal como en el método del escáner corporal, anteriormente mencionado, pero aplicado a la luna. Por lo tanto, nos concentramos en la luna, pero esto no es suficiente porque básicamente hemos desviado el problema de nuestra mente divagando entre muchos temas a nuestra mente pasando de un aspecto de la luna a otro. En realidad, ni siquiera la meditación nos enseña a permanecer inmóviles porque, aunque nos concentremos en la respiración, lo hacemos monitorizando su efecto mientras fluye a través de nuestras fosas nasales, cómo la sentimos en nuestro cuerpo, al espirar e inspirar, en el marco de una supervisión constante. Sigue siendo movimiento mental. El cuarto patrón de pensamiento es el santo grial consistente en apreciar el momento, aunque no está claro que el cerebro sea capaz de lograrlo plenamente. Piensa en la «luna», sin que nada te aparte de ello. Permanece en el concepto «luna» sin regresar a lo que te molestaba antes de que tus ojos se posaran en este cuerpo celeste, sin pensar en lo que en tu memoria se asocia a ella, y sin desplazar tu atención hacia sus elementos y propiedades. Quédate en la *lunidad*. ¿Por qué nuestra mente es incapaz de decir «luna» y quedarse ahí, ni siquiera durante un minuto?

Parece prácticamente imposible, y no solo en el caso de los objetos. No nos quedamos en un pensamiento una vez que este se ha presentado, y tampoco en los sentimientos y evaluaciones («Parece buena persona», y nuestra mente sigue su curso). Hay una excelente razón que explica esta dificultad.

Nuestra mente es asociativa; una cosa lleva a la otra. Como se ha explicado antes, la totalidad de nuestro conocimiento, experiencias y todo lo que alberga nuestra memoria está conectado en una red gigantesca. En esta tela o red semántica, cada concepto, hecho o representación está relacionado con todos los demás, a diferentes distancias (pasamos de un gato a un perro en un paso; del gato al refrigerador en dos pasos, tal vez a través de la leche; y de un gato a un avión en una serie sucesiva de pasos). Esta arquitectura de conectividad masiva otorga enormes ventajas. Permite una más fácil codificación de los recuerdos, que van a parar a donde pertenecen, conectados a otros elementos relevantes, y también mejora la recuperación de la información almacenada en la memoria, ya que todo está conectado temáticamente y gracias a la probabilidad de la co-ocurrencia. La «co-ocurrencia» forma parte de la jerga en la que merece la pena detenerse de nuevo. Los objetos tienden a aparecer (u ocurrir) simultáneamente en nuestro entorno, siguiendo disposiciones típicas; los hornos se encuentran junto a los frigoríficos en las cocinas, las sillas de playa y las sombrillas aparecen juntas en la playa, etcétera. Esta co-ocurrencia proporciona al cerebro cierta estadística informativa: por ejemplo, es muy probable que encontremos una jirafa en un safari, pero no es tan probable que la encontremos en la playa. De modo que, si necesitamos recuperar cierto elemento de nuestra memoria, la búsqueda será más fácil si todo está ordenado así. Esta disposición de la memoria es también la base de la mayor ventaja de todas: nuestra capacidad de predecir. Que somos proactivos y (casi) siempre intentamos anticipar el porvenir es posible gracias a las asociaciones y la activación asociativa. Si vamos a entrar en una cocina, sabremos qué objetos esperar y su probable disposición espacial. De un modo parecido, al presentarnos a una entrevista de trabajo sabemos cómo vestirnos y cómo prepararnos, porque este conocimiento se ha almacenado en nuestra mente de forma asociativa cuando ha sido experimentado en el pasado. Las estadísticas relativas a lo que tiende a suceder en nuestro entorno nos ayudan a recordar y a anticipar.

La propensión a activar una asociación después de otra es un activo en nuestras vidas, pero también es la razón por la que somos incapaces de mirar la luna y quedarnos ahí. El movimiento asociativo es compulsivo.

LA CALIDAD DE NUESTRA EXPERIENCIA

Caminamos por esta tierra como extraños. La mayoría de nosotros sentimos, casi todo el tiempo, que pertenecemos a ella, pero al mismo tiempo experimentamos desapego, cada cual dentro de su piel, intentando encajar, pero confinados siempre en nuestro propio mundo. Nos unimos a grupos, congregaciones y clubes; aclamamos a nuestros equipos y nos alegramos en las fiestas; acatamos las reglas, actuamos según las convenciones y hacemos todo lo que nos dicta la sociedad y la cultura, y todo para sentirnos conectados, autónomos, pero partícipes. Esto deriva, implícita o explícitamente, en la actitud «yo contra el mundo», que produce aislamiento y transforma la vida en una lucha constante. Pero ahora entendemos que, mientras estamos en el mundo, el mundo está en nosotros, en nuestra mente. La forma del mundo depende de la forma de nuestra mente. Nuestra mente determina si nuestra experiencia es rica o pobre. En tanto individuos, el reflejo del mundo en nuestra propia mente es el único mundo que existe. No somos forasteros ni infiltrados; somos sujetos de experiencia.

La idea de que lo que ocurre en nuestra cabeza influye en nuestra experiencia es a un tiempo trivial y asombrosa. El patrón de nuestros pensamientos, el volumen de nuestra actividad mental y el estado de nuestra psique influyen directamente en cómo interpretamos y sentimos el mundo que nos rodea, tanto mental como físicamente. Parece tan intuitivo que las sensaciones físicas deben ser absolutas y objetivas que caminamos sintiendo que nos las imponen y que somos meros perceptores, sin voz en nuestra experiencia. Aunque advirtamos que nuestras percepciones son subjetivas y no constituyen «la cosa-en-sí», como la llamaba Kant, lo olvidamos fácilmente y volvemos a actuar de forma pasiva en nuestras vidas. Después de todo, los sensores (visual en el ojo, somático en la piel, auditivo en los oídos, gustativo en la lengua y olfativo en la nariz) deberían responder siempre de la misma manera a la misma estimulación física. Esperamos la misma respuesta a la misma experiencia: estímulo $\rightarrow$ respuesta, como el ingeniero que sabe que un mismo *input* en un circuito eléctrico provocará idéntico resultado, no importa lo que pase. Sin embargo, nuestra percepción de ese estímulo, nuestra experiencia subjetiva del mismo, difiere en gran medida en función del estado de nuestro mundo interior. No somos meros sujetos en una experiencia de instantes sucesivos. Cómo nos sentimos depende de nuestro estado: cómo se nos pone la piel de gallina, nos asustamos, disfrutamos de un cuadro, percibimos la belleza del rocío en una hoja fresca por la mañana, apreciamos la evolución del sabor de una naranja en el paladar o nuestro estado general. La experiencia sucede en nuestro cerebro.

Descompongamos una experiencia en sus diversos elementos. Tomemos un ejemplo sencillo, como observar la brillante luz de la luna reflejada en un lago. Esta imagen penetra en nuestros ojos y activa células en la retina, a partir de las cuales atraviesa ciertas estaciones difusoras hasta alcanzar la corteza visual primaria (la primera zona de la corteza que recibe la información visual; análogamente, hay una corteza primaria para cada uno de nuestros sentidos). Hasta ahora es menos una experiencia que una respuesta automática. Pensemos en que una respuesta similar tendría lugar si estuvieras completamente anestesiado y yo abriera tus párpados para que esta escena visual llegara a tus ojos. Por lo tanto, aún no hay ninguna experiencia.

Desde ahí, la información, por ejemplo la visual, continúa propagándose en la corteza visual, con influencias ascendentes, descendentes e incluso laterales (oblicuas) entre neuronas. ¿Qué fase de la respuesta cortical empieza a ser considerada parte de la experiencia subjetiva? ¿Algunas regiones intermedias a lo largo de la corteza visual, las regiones superiores en la jerarquía cortical en la corteza prefrontal o tal vez alguna coordinación orquestada entre regiones? En filosofía y en ciencia de la conciencia, la cualidad subjetiva de una experiencia a veces recibe el nombre de *qualia*. Es la sensación extra que experimentamos al tomar una cerveza fría en un día cálido o al recibir un abrazo de nuestra hija pequeña, más allá de la respuesta a los meros aspectos físicos del acontecimiento. Además de los receptores que responden al sonido y al olor de nuestra hija, la presión mecánica del abrazo, el roce de su pelo en nuestra cara, hay ese *je ne sais quoi* de la experiencia, el placer, la profunda y cálida emoción muy alejada de las respuestas sensoriales propiamente dichas. Es esa cualidad de la experiencia la que distingue nuestras sensaciones de las de un robot o un zombi.

Una experiencia es un continuo: en un extremo encontramos el nivel inferior, como la retina y la corteza visual primaria, que aún no consideramos una experiencia subjetiva y, en el otro, los elusivos *qualia* situados en el nivel superior de la subjetividad. No nos preocuparemos por la frontera exacta en la que la respuesta cortical se transforma en experiencia, si es que existe una frontera. Tan solo pretendemos subrayar que una experiencia tiene un aspecto objetivo y otro subjetivo. Análogamente, tiene aspectos cognitivos y emocionales, así como aspectos conscientes y subconscientes.

La experiencia va más allá de comprender qué es lo que estamos percibiendo. Ese lago rutilante también activa la memoria, las asociaciones, los sentimientos, las anticipaciones, etcétera. Todo esto también forma parte de nuestra experiencia. Estos diferentes aspectos activan las mismas y diferentes regiones cerebrales y suministran las diversas facetas de la experiencia. Recibimos un beso, una bofetada en la cara, una subida de sueldo o una oferta inesperada; estas experiencias humanas combinan lo cognitivo, lo emocional y otros muchos aspectos que enriquecen la experiencia.

Una conclusión inmediata derivada de este debate es que la experiencia necesita una «propiedad inmobiliaria» para desplegarse adecuadamente. Sin embargo, esta propiedad no siempre está disponible, dada la inclinación de nuestra mente a mostrarse ruidosa y ajetreada. Cualquier experiencia, como el abrazo de nuestra hija o la luz brillante reflejada en el lago, contiene infinitos detalles. Si nuestro cerebro receptor dispone de más recursos para reflejar esos detalles en nuestra mente, así como para activar una reacción en cadena en los recuerdos y emociones asociados a ellos, más rica será nuestra experiencia. Si la mayor parte de nuestra mente está ocupada planificando la presentación de mañana o rumiando un irritante correo electrónico que acabamos de leer, pero que responderemos más tarde, no nos queda mucho lugar para disfrutar de ese abrazo o del falafel que nos estamos comiendo. La experiencia y los pensamientos asociados necesitan espacio para desarrollarse.

Si tus pensamientos están en otra parte, dispones de menos elementos que experimentar. La mente distraída y ocupada se aleja de la experiencia porque utiliza el mismo espacio de trabajo que necesitamos para tener una experiencia. Es un espacio coincidente. Apartemos el pasado y el futuro de ese espacio, porque lo necesitamos para el presente. Los recuerdos, las emociones pasadas y las angustias futuras: todo ello toma el lugar de la experiencia y los pensamientos presentes.

Si mordemos una manzana mientras pensamos en la habitación que tenemos que ordenar, cierta actividad y algunos pensamientos relacionados con la manzana no se manifestarán porque esas neuronas están ocupadas por los pensamientos suscitados por la habitación. Y en el episodio de James Bond descrito anteriormente: no es que no absorbiera la persecución y la estimulación física emitida a mis retinas y tímpanos porque mi mente estuviera en otro lugar. Sin duda, mi corteza sensorial lo absorbió todo. Sin embargo, la divagación mental fue tan dominante que se apoderó de la corteza cerebral que necesitaba para vivir la experiencia correctamente. Pensemos que, si no hay lugar, no hay experiencia; si hay cierto espacio, hay cierta experiencia; y si disponemos de todo el espacio, tendremos una experiencia rica. La atención dividida simplemente implica unos recursos divididos en un juego de suma cero.

Al estudiar la posibilidad de la multitarea, descubrimos que a los individuos les cuesta más cuando las tareas simultáneas corresponden a un mismo ámbito. Por ejemplo, leer un texto mientras escuchamos otro texto leído en voz alta nos resulta extremadamente difícil porque ambas tareas exigen la actividad de regiones del lenguaje altamente solapadas a nivel cerebral. Leer mientras damos golpecitos con los dedos es mucho más fácil porque estas dos tareas requieren diferentes partes de la corteza cerebral. Sin embargo, todo procesamiento paralelo disminuye la calidad de los procesos individuales. Así es como deberíamos pensar en la forma en que los pensamientos existentes disminuyen la calidad de la experiencia presente: una competición entre el ahora y el otro lado.

EL ESTADO DE ÁNIMO ACTUAL PRESTA SU SABOR A LAS EXPERIENCIAS FUTURAS

Las nuevas experiencias no solo necesitan espacio para desplegarse con todo detalle, sino que, al encontrar su espacio cortical, se encuentran con cierto estado mental que domina toda la actividad cortical y al que deben adherirse. Las nuevas experiencias, independientemente de la riqueza con la que se expresen a sí mismas, están condimentadas, o son teñidas, por el estado mental presente. El lago brillante será experimentado de un modo u otro no solo si hay disponibilidad espacial, sino también, por ejemplo, si estamos tristes o alegres en cuanto llega a nuestra corteza.

Se trata de buenas y malas noticias. Son malas porque aña-
de otros factores perturbadores a nuestra experiencia, tornán-
dola aún más subjetiva. No solo no percibimos las cosas tal como
son debido a la atención selectiva, las expectativas descendentes,
nuestra dependencia de la memoria y los prejuicios, etcétera, y
los detalles no solo están limitados por la limitada disponibilidad
de espacio cortical, sino que la experiencia se pliega, se estira y
se distorsiona para ser coherente con el estado mental preexis-
tente. ¿Qué oportunidades tenemos de observar el mundo como
el ser humano que tenemos al lado y que percibe un mismo acontecimiento vital? Escasas. Sin embargo, también es una buena
noticia porque ahora lo sabemos.

Aquello que nos lastra, nos consume, exige nuestra atención,
engulle nuestros recursos mentales, nos aleja de los momentos
que se despliegan ante nosotros. Entre esos procesos paralelos
que nos arrebatan el presente, el principal es la divagación mental, ese constante flujo de pensamientos, planes, simulaciones y
rumiaciones que ocupa nuestra mente, independientemente de
nuestro deseo. La meditación mindfulness está orientada precisamente hacia la minimización de la actividad en curso para
permitir la eclosión de nuevas experiencias en nuestra corteza
cerebral, a la vez que neutraliza el estado mental para que estas
experiencias sean lo más puras posibles.

Como dijo William Blake en *El matrimonio del cielo y del infierno*: «Si las puertas de la percepción se limpiaran, todo aparecería
ante el hombre como realmente es: infinito. Pues el hombre se ha
encerrado en sí mismo hasta ver todas las cosas a través de las
estrechas rendijas de su caverna».[65] De hecho, si estas puertas
de la percepción (que son el origen del título del hermoso libro
de Aldous Huxley y del nombre de la banda de rock The Doors)
no están limpias de sesgos e inclinaciones, el sujeto se aferrará

a rutinas y al pensamiento estereotipado, será explotador en lugar de explorador, se inclinará al pasado en lugar de al presente, operará de forma descendente y no ascendente, se inspirará en la memoria y no en las sensaciones recientes, estará allí en lugar de estar aquí.

Cuando mis hijos mayores eran más jóvenes y yo les hacía el desayuno y me sentaba con ellos para tomarlo, les divertía lo atontado que yo me mostraba, muy alejado en mis pensamientos. Inicialmente, incluso les asustaba mi expresión, mi mirada intensa, pero desapegada. Este es otro asombroso aspecto de la divagación mental: no solo estamos en otro lugar, sino que nuestra mente se compromete plenamente con ese otro lugar. Yo era un padre zombi, un cuerpo físico en la misma habitación y la misma mesa que ellos ocupaban, pero no estaba realmente allí. En ese estado, ¿cómo experimentaba la conversación, su risa, el sabor del gofre con sirope de arce? Yo era un autómata dotado de movimiento. A menudo me sorprende hasta qué punto puedo participar en una conversación a la que realmente no estoy atendiendo, respondiendo con respuestas sensibles. Y no soy solo yo. Buena parte de nuestra vida transcurre ante nosotros sin que realmente participemos en ella.

LA INMERSIÓN ES PARTICIPACIÓN

Hace poco fui con Naor al sur de Italia en un viaje de unos pocos días, para disfrutar de la hermosa costa Amalfitana en un bonito convertible Fiat Spider. La conducción era el plato fuerte, en especial debido a la caja de cambios manual. Si has estado en la costa Amalfitana, sabes que las carreteras no son solo increíblemente sinuosas, sino también muy pegadas al borde de acantilados de roca muy escarpados. Los conductores italianos no están dispuestos a reducir la velocidad por un lento extranjero cincuentón que se lleva a su hijo adolescente a un viaje de placer. Tuve que dedicar cada pequeña chispa de mi energía mental, cada milisegundo, para no perder el control y caer en el mar Tirreno. Me concentré en el cambio de marchas: primera, segunda, tercera, cuarta, quinta, sexta. Quien conducía era yo. Yo era el conductor. Fue absolutamente emocionante. Ha sido la diversión más estimulante y absoluta que he disfrutado en mucho tiempo. Sin embargo, para la mayoría de nosotros, la mayor parte del tiempo, la vida es como conducir en piloto automático. A cierta edad sabemos lo suficiente como para pasar a modo automático. Prácticamente, la vida se conduce sola, y nosotros somos pasajeros pasivos.

¿Por qué, exactamente, estar tan inmersos nos hace sentir tan vivos? La respuesta, en resumen, es que la inmersión es un estado exclusivamente ascendente, en el que solo hay sensibilidad y respuesta, sin comentarios mentales. Cuando estamos inmersos en una experiencia, no pensamos en ella. En realidad, no pensamos. El mundo transmite y tu mente responde: no hay divagación mental, no hay expectativas, no hay recursos divididos, ni juicios ni deliberaciones. En lugar de estar muy enfocados en cierto aspecto de nuestro entorno, externo o interno, estamos muy abiertos a cualquier cosa, y lo sentimos todo.

La inmersión es un ingrediente fundamental para una vida disfrutable y llena de experiencias satisfactorias, pero no, esto no es lo que nos enseña la meditación mindfulness. El mindfulness nos enseña a ser conscientes del presente, a observar y atender, a habitar el aquí y el ahora. Esto es fundamental, pero no basta. Depende de nosotros participar en nuestra vida. No somos transeúntes en nuestra experiencia, y no somos entrenadores o científicos que, con un portapapeles, se limitan a observar, comentar e interpretar. Queremos saltar y sentir las cosas de primera mano. Cuando nos sumergimos de verdad en una actividad, estamos demasiado involucrados como para observarnos a nosotros mismos. Una cosa sucede a expensas de otra; si observamos, estamos menos inmersos; a mayor inmersión, menos observación.

El dilema del mindfulness, mencionado ya antes, consiste en que estar atentos nos convierte en testigos y observadores, pero no necesariamente nos permite sumergirnos en la experiencia. Nuestra mente habita el presente cuando somos conscientes y estamos inmersos, pero al estar inmersos, no somos conscientes de eso. Para bien o para mal, en la inmersión nos perdemos en nuestra experiencia.

Al afirmar que nos perdemos, no me limito a ser metafórico. Perdemos el sentido de nuestro yo, lo que puede resultar una limpieza maravillosa y saludable que obliga a la red neuronal por defecto a dejar de pensar en nosotros mismos y a detener el discurso interior. En ello reside, en parte, el atractivo de los videojuegos. Lo diseñadores de juegos pretenden que los jugadores vivan una experiencia inmersiva, y los jugadores aseguran que, tras sumergirse profundamente en el juego, se sienten parte de él. En internet encontramos incluso listas de videojuegos jerarquizadas por su nivel de inmersión, con *Battlefield V* en el primer puesto.

Otra cosa que perdemos cuando estamos inmersos es el sentido del tiempo. De hecho, se ha sugerido que el cambio en la percepción del tiempo es un indicador fiable del grado de inmersión.[66] Este efecto se ve en los relatos de los bateadores de la Liga Nacional de Béisbol, que dicen percibir los lanzamientos a cámara lenta. ¿De qué otra manera podrían conectar con una bola rápida con un promedio de ciento cincuenta kilómetros por hora? No sabemos con precisión por qué ocurre este efecto de pérdida del sentido del tiempo; el estudio neurocientífico de la inmersión aún está en pañales. El concepto de absorción, sin embargo, ha sido relativamente más explorado.

La inmersión es un estado y la absorción es un rasgo.[67] En otras palabras, la inmersión es un estado temporal, fugaz, mientras que la absorción es un rasgo de la personalidad que indica una tendencia general a la inmersión, aunque, como es fácilmente comprensible, a menudo se emplean ambos términos de forma intercambiable. Un individuo con una elevada puntuación en absorción practicará la inmersión con más frecuencia. De las cinco grandes medidas de la personalidad, se ha descubierto que la apertura a la experiencia y la extraversión guardan una correlación positiva con la tendencia a la inmersión.[68] Curiosamente, la absorción también se correlaciona de forma positiva con las alucinaciones y los delirios, por lo que los participantes con psicosis manifiestan un nivel de absorción significativamente mayor.[69]

Durante la inmersión y la absorción, la red neuronal por defecto se muestra bastante menos activa.[70] Tiene sentido que si nos perdemos cuando estamos inmersos, habrá menos actividad en la red que participa del pensamiento sobre el yo. Parece que, cuando nuestra mente está tan dedicada a la experiencia que tienes delante, apenas una pizca de actividad neuronal se destina a otra cosa, particularmente a la divagación mental. Por supuesto, siguiendo lo descrito en capítulos anteriores, otra condición esencial para una experiencia inmersiva es la clausura de las influencias descendentes. Expectativas, deseos, planes, proyecciones de la memoria y etiquetar cosas con nombres, todo ello se interpone en el camino de la inmersión. La reducción de la influencia descendente y la limitación de la divagación mental y de la actividad de la red neuronal por defecto son fundamentales para la inmersión.

Como vimos antes, la meditación mindfulness también reduce la actividad de la red neuronal por defecto y la divagación mental en torno al yo. La diferencia es que, en la meditación, se reducen para liberar espacio para experiencias futuras. Por otro lado, en la inmersión, la reducción de la actividad de la red neuronal por defecto y de la divagación mental sirve para la participación directa en la experiencia presente. En la inmersión, la actividad por defecto disminuye para que estos recursos mentales se puedan desviar hacia la experiencia estimulante, inmersiva e integral. En la meditación, el yo y otros pensamientos se evaporan (a través del etiquetado, por ejemplo) para suscitar un vacío más general. Una distinción viene subrayada por el hecho de que, si tenemos un pensamiento sobre nosotros mismos mientras meditamos, simplemente lo dejamos ir y venir, pero si de alguna manera nos hacemos conscientes de nosotros mismos mientras estamos teniendo una experiencia inmersiva, seremos expulsados de ella. He aquí un ejemplo algo ridículo. Por alguna razón, tiendo a visitar lugares en los que soy la persona de más edad. Discotecas, entrenamiento de *crossfit*, yoga o divertidos restaurantes de Tel Aviv: me lanzo a estas oportunidades para sumergirme en ellas, en la música, el esfuerzo físico o la conversación. No pienso en la diferencia de edad o en que mi aspecto pueda resultar extraño. Pero si alguien hace cualquier tipo de comentario sobre la edad, todo cambia; soy entonces muy consciente del hecho de que soy el único con canas, que mi flexibilidad es menor o que tengo más títulos que casi todos a mi alrededor. Sin embargo, el problema es que volverse autoconsciente suele estar a un pequeño paso de volverse cohibido. Empiezo a sentir que todos me miran. Entonces me doy cuenta de que, en efecto, estoy mirándome a mí mismo. La inmersión se convierte en observación, y la alegría se va por el desagüe.

Se dice que la pérdida del sentido del yo y del tiempo también forma parte de la experiencia del *flow*, que podría estar muy relacionada con la inmersión. Ha habido una sorprendente ausencia de investigación neurocientífica sólida sobre el *flow* desde que Mihaly Csikszentmihalyi introdujera el concepto en los años setenta.[71] Csikszentmihalyi lo describe como un estado de profundo compromiso con una tarea que nuestro cerebro emprende cuando hay un equilibrio adecuado entre la destreza que aplicamos y el grado de desafío. Se considera muy ventajoso para el rendimiento en los deportes que los atletas reciban a veces entrenamiento de *neurofeedback* en *flow*. Una gran diferencia es que la inmersión no se limita a experiencias positivas. Te sumergirás en la experiencia de pisar frenéticamente el freno de tu vehículo para evitar una colisión. El *flow* también implica realizar una cierta tarea, y tenemos que sentir el desafío, mientras que, con la inmersión, nos dejamos arrastrar por la experiencia del instante, como un paseo en tirolesa o un beso, sin buscar un objetivo específico.

A riesgo de abrumar con conceptos y fenómenos psicológicos, describiré el interesante vínculo entre inmersión y *saciedad semántica*. En esta última, la repetición de cierta palabra hace que pierda temporalmente su sentido. Si probamos a repetir «aguacate» cincuenta veces, al final acabaremos por escuchar tan solo sonidos «sin sentido». Según el marco presentado aquí, las influencias descendentes desaparecen con la repetición, y con ellas las referencias a recuerdos de cosas que ya sabemos, y solo nos quedan los sonidos que llegan a nosotros desde abajo, desde los sentidos. También recuerda a la práctica artística del distanciamiento, el extrañamiento, *ostranenie* en Ruisa (acuñado por el formalista ruso Viktor Shklovski en su ensayo de 1917, «El arte como artificio»), en el que personajes, objetos o conceptos familiares se presentan de forma extraña, desprovistos de su sentido original, para crear una nueva perspectiva desde la que contemplarlos. Sin una implicación descendente, nos sumergimos en la estimulación física. Con esa total atención a nuestros sentidos, no es de extrañar que la inmersión y un «sentido de la presencia» también fomente una mejor sensibilidad perceptiva a ínfimos detalles físicos que de otro modo sería menos probable percibir.[72]

Opuesto al estado de inmersión, encontramos el estado de aburrimiento. Nos sorprendería comprobar la investigación que ha suscitado esta cuestión. A menudo se menciona el aburrimiento en el contexto del TDAH, específicamente que los individuos que padecen este trastorno manifiestan una menor tolerancia a tareas tediosas (¡claro que sí!). El TDAH parece desvanecerse en situaciones inmersivas. Los chicos con problemas de atención manifiestan una concentración total cuando la experiencia les interesa lo suficiente como para sumergirse en ella.

Es terrible desperdiciar el potencial para la experiencia inmersiva. Nuestros cerebros evolucionaron para que la red neuronal por defecto alcanzara su máxima amplitud, y por una buena razón, pero también para brindarnos el extraordinario placer de cortocircuitarla.

PIENSA MENOS, MEJORA TU EXPERIENCIA

Esta es una buena oportunidad para señalar que uno de los estímulos para escribir este libro fue un artículo que publiqué en *The New York Times* en junio de 2016, titulado «Think Less, Think Better». El interés que despertó dejó claro que estas ideas hacen mella en muchos lectores. Obviamente, nos preocupamos por la calidad de nuestra experiencia, y no nos hace feliz el estado actual de las cosas. El punto principal del artículo alude a que la mayoría de nosotros somos transeúntes en nuestras propias vidas; que, sin la inmersión, la experiencia está hueca; que una mente ocupada, cargada de preocupaciones, rumiaciones o, simplemente, saturada de información constante, limita la calidad de la experiencia.

¿Por qué «pensar menos»? No solo porque la calidad de la experiencia mejora con el aumento de la disponibilidad de recursos mentales y «propiedades inmobiliarias» corticales, sino también porque la capacidad para el pensamiento original y creativo está obstruida por la presencia de muchos pensamientos y todo tipo de interferencias mentales. Somos una especie creativa e innovadora por defecto. La basura mental cotidiana nos arrebata estas asombrosas capacidades. Hace poco presenté a Eyal Shani, el más creativo chef israelí y una de las personas más interesantes que he conocido, en el campus de Bar-Ilan para hablar de creatividad. Las entradas para el evento se agotaron al instante, y nuestro auditorio se llenó como nunca antes. En mis palabras introductorias, conté al público la fascinación que despierta la creatividad en personas a las que he observado a lo largo de los años. No creo que la acogida hubiera sido tan exitosa y entusiasta si el tema del evento hubiera sido «Cómo añadir quince años a tu vida». Esto suscita un sentimiento de esperanza y felicidad: aprender y explorar es nuestra tendencia natural. Queremos crear, no comer más, dormir más o ver más televisión; preferimos crear a hacer todas esas cosas.

Ahora sabemos que hay múltiples fuentes que limitan la calidad de nuestra experiencia, y hemos de enfrentarnos a ellas para disfrutar de mejores experiencias en nuestra vida. En primer lugar, la calidad de nuestra experiencia está teñida y posiblemente empañada por que las puertas de nuestra percepción no están limpias: las inclinaciones, los sesgos, los prejuicios, las convicciones y las grandes expectativas influyen en nuestro modo de ver el mundo. En segundo lugar, la profundidad y riqueza de nuestra vida puede verse reducida por nuestra tendencia a ocupar la

mente y sumirnos en la multitarea, la falsa creencia en que podemos hacer muchas cosas a la vez. De hecho, intentar hacer
una sola cosa cada vez (y esto incluye pensar) es un ejercicio ex-
tenuante. Y las múltiples demandas a nuestra capacidad mental
no siempre son voluntarias y conscientes. En tercer lugar, y acaso este sea el factor más profundo, está la falta de inmersión.
No siempre podemos observar y narrar nuestra vida; necesitamos habitarla.

Repitamos los principales obstáculos para experimentar la
vida plenamente: predisposiciones descendentes, lastre mental
y falta de inmersión. El mejor método que conozco para abolir
estos obstáculos es la meditación mindfulness, pero estoy seguro de que hay más. El mindfulness une nuestras respuestas al
mundo exterior e interior; disminuye las predisposiciones y otras
influencias descendentes que nos hacen prejuiciosos, críticos y
exigentes ante el mundo, y nos ayuda a concentrarnos en el futuro. El término «vacío» en el budismo no significa mente vacía;
implica una mente libre de distorsiones. En cuanto a la inmersión,
se trata de otra historia.

En general, comprender el mindfulness es comprender cómo
los pensamientos influyen en la calidad de la experiencia. Por
sí mismo, el mindfulness no nos hace felices; tan solo nos hace
conscientes de lo que sucede, sea bueno o malo, a fin de que podamos experimentar la vida tal como viene.

FELICIDAD REDUX

Hace unos años me invitaron a impartir una conferencia en Río
de Janeiro, en un encuentro científico sobre visión artificial. Una
tarde los organizadores nos llevaron a ver un partido de fútbol

en el célebre estadio Maracanã, entre el Flamengo y el Vasco de Gama. No soy aficionado al fútbol, pero estaba en Brasil y era el estadio Maracanã, ¿qué más decir? El ambiente en el estadio era electrizante, por no decir peligroso. Al acabar el partido, mientras salíamos, vimos a un forofo sin camiseta cantando y bailando, atrapado en una alegría vertiginosa; su expresión facial evidentemente ebria sugería que se encontraba en un mundo de felicidad absoluta, no en el nuestro. Sven, mi colega de Canadá, se volvió hacia mí y me dijo: «Moshe, ¿a ti qué es lo que te haría tan feliz?». Tristemente, no se me ocurrió nada. Con la excepción de la intercepción de Malcolm Butler en el último segundo de la Super Bowl XLIX, y tal vez un par de ocasiones más, no podía recordar un momento en el que hubiera sucumbido a un éxtasis semejante. Feliz, sin duda, muchas veces, pero esa alegría profunda, desinhibida y desenfrenada es algo que apenas experimentamos una vez que somos adultos.

En su decimoquinto cumpleaños, mi hija se unió a mí en otro encuentro científico, esta vez sobre estética y el cerebro, en Frankfurt. Parte de su regalo de cumpleaños consistió en que los dos fuimos a un concierto de Harry Styles. Quince mil chicas adolescentes y yo nos reunimos en plena excitación. La multitud y la forma de estar era fascinante. Para un neurocientífico interesado en la naturaleza humana, era una gigantesca placa de Petri de cosmos adolescente y verdadera felicidad. Examiné a las chicas: sus expresiones, su lenguaje corporal, su conversación y su incansable anticipación de Mr. Styles. Nunca he estado rodeado de tanta alegría. Desde los momentos previos al propio concierto y su final, en el aire se respiraba una alegría y una libertad tan inmensas que llegué a pensar sinceramente que megaestrellas como Harry Styles merecen un lugar de honor en nuestra sociedad por los beneficios para la salud y el bienestar que aportan.

(Aparentemente, hacía un mes que Styles había confesado que hombres y mujeres le gustaban por igual, lo que liberó a miles de adolescentes, que ahora sentían el orgullo y la libertad de ir al concierto cubiertos con la colorida bandera gay. Se ahorraron ríos de sufrimiento, dinero y tiempo con terapeutas gracias a un único gesto humano por parte de su talentoso ídolo.)

Sin embargo, quiero centrarme en la alegría individual. Vi a dos chicas que llegaron a sus asientos, y pude reconocer el momento en que se dieron cuenta de que en realidad estaban a punto de ver a Styles. Se miraron una a la otra con una profunda felicidad. Una expresión que no he visto en adultos durante años. Ninguna cantidad de dinero o logro hubiera esculpido una expresión de felicidad tan intensa en los rostros de mis amigos, ni siquiera una llamada telefónica del Comité del Premio Nobel. Se quedaron conmigo durante todo el espectáculo y no me han abandonado desde entonces. Esos dos rostros ingenuos, radiantes, genuinamente felices.

Y en mi elección de la palabra «ingenuo» radica el problema. ¿Por qué solo las personas pueriles e ingenuas pueden ser tan extremadamente felices? ¿Cómo es posible que hayamos aceptado la infrafelicidad como nuestro destino? Exigir el regreso de la felicidad extrema de los años pasados, en el día a día, no debería ser descartado como poco realista.

La felicidad ha demostrado ser un objetivo cada vez más difícil de alcanzar. En la Universidad de Harvard, y más tarde también en Yale, los cursos que han atraído a un mayor número de estudiantes, por un amplio margen, son dos cursos sobre la felicidad. Anhelamos cualquier cosa que nos prometa felicidad. Se trata, obviamente, de una búsqueda constante de la raza humana. Somos una raza infeliz, desesperada por encontrar formas de mejorar las cosas. Así que, en efecto, pedir felicidad extrema como hago aquí puede parecer codicioso, si no delirante. Pero sí creo que todos deberíamos preguntarnos dónde se ha ido la felicidad extrema con la edad.

Aunque la felicidad es fundamental para el ser humano, no existe una definición científica del concepto. Apenas existe una definición para el estado de ánimo. En el contexto presente, hasta ahora hemos descubierto que nuestra forma de pensar influye en nuestras emociones, y que nuestras emociones influyen en nuestro pensamiento. La actividad mental determina el estado de nuestro ser. Me consuela saber que mi cerebro es responsable de mi felicidad.

Capítulo 12
UNA MENTE ÓPTIMA PARA LA OCASIÓN

TOMAMOS ASIENTO EN UNA SALA de meditación, con otras treinta o cuarenta personas, en silencio, en almohadas y pequeñas alfombras. Nos centramos en la respiración durante cuarenta y cinco minutos, y todo resulta inmensamente relajante. Nos sumergimos en nuestros pensamientos –o más bien los observamos– con los ojos cerrados. Oímos pájaros en la distancia, y por encima de todo nos sentimos en una nube. Es casi mediodía, aunque prácticamente no tenemos sensación de tiempo, y hemos estado haciendo esto, de forma esporádica, desde las seis de la mañana. De pronto, escuchamos el sonido del cuenco tibetano. No es alto, sino firme. La sesión ha concluido. En un instante, tu cuerpo y tu mente cambian por completo. De inmediato, el cerebro se llena con aquello que tiene ante sí: sacar los zapatos y la botella de agua de la habitación y apresurarse al comedor antes de que se acabe la comida. (Bueno, podemos decir que aún no estoy iluminado...) Los músculos están tensos y la mente ya no habita en una nube. En solo un segundo, nuestro ser se ha transformado plenamente, de dentro a fuera, desde el ahora hasta el porvenir, de lo pasivo a lo activo; todo a la vez, y todo de una forma envolvente.

Una noche, durante un viaje familiar a Moscú (el conocimiento nos asalta cuando menos lo esperamos), reflexioné sobre los hallazgos antes discutidos -la divagación mental, la predicción, la percepción, el mindfulness, el atractivo de la novedad, el pensamiento asociativo amplio, el estado de ánimo y la inmersión- y de pronto descubrí que todas estas diferentes dimensiones están conectadas y configuran nuestro estado mental. Se agrupan y cambian a lo largo de un espectro de estados mentales opuestos.

ESTADOS GENERALES DEL ÁNIMO

Somos organismos dinámicos y versátiles, adaptados para encajar en múltiples escenarios y numerosas situaciones. Al contrario de lo que nuestra intuición nos puede hacer creer, nuestra mente no es fija. Así como nuestra pupila se dilata para adaptarse óptimamente a cualquier nivel específico de luz, nuestra mente puede cambiar en función de la tarea y el contexto.

El «estado de la mente» no es solo una figura retórica: es integral y dinámico. Consideremos las siguientes dimensiones, en las que puede variar nuestro estado de ánimo: podemos ser muy creativos y pensar en asociaciones amplias o pensar estrechamente y concentrarnos con gran intensidad; podemos atender, percibir y recordar las propiedades globales (el «bosque») o las propiedades locales (los «árboles») del mundo que nos rodea; nuestra percepción puede verse influida por información entrante ascendente o por predicciones y sesgos descendentes; nuestro ánimo puede ser positivo (hasta llegar a ser maníaco) o negativo (hasta la depresión); podemos habitar el ahora (como en la meditación mindfulness) o viajar mentalmente en el tiempo hacia el pasado o el futuro; podemos replegarnos y pensar en temas relacionados con el yo u orientar nuestra mente hacia el exterior y nuestro entorno; y en lo que atañe a nuestra motivación para aprender, experimentar y tolerar la incertidumbre, podemos explorar la novedad o explotar lo conocido. Se trata de espectros continuos que se extienden desde lo amplio a lo restringido (o de lo abierto a lo cerrado). Rara vez nuestra mente ocupa uno de los extremos, pero es necesario comprenderlos y tenerlos en cuenta cuando intentamos explicar la mente humana.

El mensaje central de este nuevo marco mental de los estados de la mente, desarrollado con Noa Herz, es doble: nuestro estado es dinámico y es general en el sentido de que todas estas facetas –percepción, atención, pensamiento, apertura y afecto– se mueven orquestadamente con un cambio de estado.[73] Estos diferentes estados mentales implican un diverso conjunto de sesgos e inclinaciones que pueden ejercer un efecto sustancial y ubicuo en nuestra percepción, cognición, pensamiento, estado de ánimo y acción. Los estados de la mente pueden alterar literalmente nuestra percepción subjetiva del entorno y de nuestro propio ser. Es fascinante e importante descubrir que el cerebro es capaz de albergar «estados», armonizando diferentes procesos mentales de acuerdo a las demandas de la situación actual, como una red que cubriera toda nuestra mente.

Si una persona está inmersa en un brote de pensamiento creativo, por ejemplo, la mente también se mostrará ampliamente asociativa en su pensamiento; su divagación mental será de amplio espectro; estará de buen humor, prestando atención y percibiendo el mundo que la rodea de una manera más global, ascendente y exploratoria, y manifestará una mayor sensibilidad hacia la novedad. Esto es lo que he denominado el estado mental amplio y abierto. Por el contrario, si la mente adopta una perspectiva descendente para hacer uso de la memoria a la hora de realizar una tarea, también está considerando un rango más limitado de información, prefiriendo la rutina, pensando más estereotipadamente y evitando la novedad y la incertidumbre. Si la mente divaga, lo hará de forma limitada. Este es el estado mental Restringido y Cerrado.

Un aspecto menos intuitivo que conlleva el concepto de estado de ánimo es que contiene información sobre el futuro. Por lo general, al medir un fenómeno de la naturaleza, con cualquier herramienta de medición sofisticada que podamos tener, podemos calibrar el sistema estudiado en relación con su estado actual: cómo actúa en este momento, por ejemplo, cuál es la temperatura actual en la habitación, la magnitud de la luz que sale de una bombilla o la cantidad exacta de azúcar en el café que estamos tomando. Y eso es informativo. A veces, las mediciones también contienen información sobre el estado pasado de ese sistema (por ejemplo, un electrocardiograma puede darle a un cardiólogo información sobre la actividad pasada del corazón o podemos saber que la luz que observamos en una estrella muy lejana ha sido emitida hace muchos años luz, y que a veces esa estrella ni siquiera existe cuando su brillo llega a nosotros). De hecho, simplemente disfrutando de una puesta de sol nuestros ojos realizan una medición, de luz y color, de un atardecer ocurrido unos minutos antes. El estado de la mente, sin embargo, también contiene información sobre nuestro futuro: cómo es probable que respondamos, sintamos o actuemos ante diferentes factores desencadenantes y estímulos basados en su estado actual. Es como predecir la evolución del mercado de valores en función de cómo le está yendo ahora. Si tuviéramos herramientas perfectas para medir la mente, nuestro estado actual (abierto y amplio, por ejemplo) ayudaría a anticipar nuestra originalidad al resolver un problema inminente o si es más o menos probable que asumamos riesgos. Tu estado actual predice tu yo futuro.

Los estados de ánimo son diferentes a los rasgos de personalidad, que obviamente también afectan a las inclinaciones, las actitudes, el comportamiento y el rendimiento. Es menos probable que una persona impaciente se concentre durante períodos prolongados, y una persona con una calificación alta en la «apertura a la experiencia», uno de los cinco rasgos generales de la personalidad, tiene más probabilidades de exhibir un comportamiento exploratorio que acciones seguras y explotadoras. Se puede pensar en la personalidad como la envoltura y en el estado de la mente como en las fluctuaciones del individuo dentro de esta envoltura. Los estados mentales son más transitorios y, como tales, menos continuos, pero igualmente influyentes. Tomemos el estado de ánimo, por ejemplo. Si estamos felices o tristes, eso afectará directamente a facultades como el alcance actual de la atención, la memoria, etcétera. Del mismo modo, si nuestra memoria de trabajo está saturada, como cuando tenemos que memorizar una larga cadena de dígitos antes de encontrar un bolígrafo y papel o cuando simplemente tenemos muchas cosas en la mente, afectará de forma directa a nuestra creatividad durante ese tiempo y a nuestra capacidad exploradora y explotadora. A su vez, esto influirá en nuestra predisposición para detectar la novedad en nuestro entorno y cuánto riesgo asumimos al tomar decisiones durante ese estado.

Inspirado en la traducción libre del *Fausto* de Goethe por John Anster, William Hutchison Murray escribió: «Cualquier cosa que puedas hacer o soñar que puedes hacer, empieza a hacerla ahora. La audacia tiene genio, poder y magia. Comienza ahora».[74] Me encanta esta cita. Esas poderosas palabras pueden movernos a la acción, inculcar determinación, cambiar radicalmente un estado de ánimo: palabras que nos llevan del estado A al estado B. De hecho, los estados mentales pueden cambiar por varios factores desencadenantes, convirtiéndonos en criaturas bastante adaptables y dinámicas.

Imagina que eres un director de equipo y que has decidido realizar una sesión de tormenta de ideas con tu grupo. Tienes un gran problema, y necesitas una solución realmente creativa; te ha estado persiguiendo durante semanas y una discusión colectiva podría ser suficiente. La pregunta es: ¿cómo conseguir que la gente ponga su creatividad en ello?

Bueno, ¿has pensado en qué tipo de estado mental deberían estar los miembros del equipo cuando se dirijan a la sesión? Ciertamente deberías hacerlo. ¿Quieres que estén listos para concentrarse? Nada de cháchara, nada de dónuts ni pizzas: los quieres en modo de resolución de problemas serios. Piensa otra vez. Acabamos de examinar cómo las personas con un buen estado de ánimo tienden a ser más creativas, mejores a la hora de resolver problemas que requieren ideas novedosas, porque cuando estamos felices, nuestras mentes activan el modo ampliamente asociativo. Quieres que estén alegres, que sientan que la sesión será divertida. Puedes crear ambiente mostrándoles un fragmento de una película de Monty Python o tal vez un divertido vídeo de gatos. Qué inesperado. Hazlos reír y a continuación plantéales el problema. Este es solo un pequeño ejemplo de un proceso que todos podemos incorporar a nuestra vida cotidiana: orquestar el estado de nuestra mente, trabajar para ajustarlo a las exigencias del momento.

Consideremos de nuevo la inmersión; esta vez en el contexto del marco general de los estados mentales. La inmersión es el extremo del estado exploratorio, toda recepción ascendente sin imposición descendente de recuerdos, asociaciones familiares o expectativas. En el otro extremo, plena explotación, si esto es posible alguna vez, ni una sola neurona respondería a la estimulación externa del entorno. Todo procesamiento sería de información y sensaciones desde adentro. Me gustaría saber si tal estado puede ser inducido para que podamos estudiarlo, y por esa razón mi laboratorio está comprando tanques de privación sensorial, en los que las personas flotan en la oscuridad en agua a la temperatura de la piel y no hay ni sonido externo, ni luz, ni cualquier otra estimulación física.

Una vez que tuve esa idea acerca de las interconexiones de nuestra experiencia mental en cada estado, me pareció que esto debería haber sido obvio todo el tiempo. Sin embargo, tuvo que surgir así debido a lo compartimentada que está la investigación sobre el cerebro. Como estudiante aprendes que la percepción es un campo de investigación, la atención es otro, al igual que la memoria y el estado de ánimo. Y, como investigador, tiendes a especializarte en uno de los campos, y eso hace difícil entender cómo se conectan. Pero debido a que me habían atraído varios hallazgos en áreas fuera de mi competencia inicial para superar esas fronteras en mi laboratorio, al final, todo cobró sentido. Ver cómo todo encajaba en una imagen nítida fue mi descubrimiento más emocionante hasta la fecha. Eso era cierto no solo por la pura alegría científica de resolver un difícil rompecabezas, sino porque de inmediato fue evidente para mí que este descubrimiento podría ser útil en nuestra vida diaria. Comprender este espectro puede guiarnos a la hora de trabajar para mover nuestras mentes deliberadamente de una forma u otra.

EXPLORACIÓN VERSUS EXPLOTACIÓN

Cuando solía llevar a los niños al Museo de Ciencia de Boston e íbamos a almorzar a la cafetería, me gustaba sentarlos cerca de la entrada y mostrarles algo peculiar acerca de la mente humana. La gente que entraba miraba fijamente nuestros platos, mientras que la gente que salía nos miraba a la cara. Era una diferencia llamativa entre actitudes: hambre de información alimentaria y hambre de información social. Cuando no estamos en modo supervivencia, los seres humanos nos esforzamos por maximizar la recompensa. Cuanta más recompensa, más felices. Lo que encontramos gratificante depende de nuestro estado: a veces comida, a veces sexo, a veces aprendizaje y, a veces, una rutina agradable. Curiosamente, incluso la percepción básica depende de esos estados mentales. Tendemos a tener la impresión subjetiva de que percibimos nuestro entorno de forma completa, continua y homogénea, siempre de la misma manera. Pero la verdad es que nuestra percepción es guiada, restringida y distorsionada por más influencias de las que se podrían apreciar.

Nuestras necesidades, objetivos e intenciones son impulsos poderosos que dictan lo que recogemos con nuestros sentidos a partir de la escena que nos rodea. Si nos apresuramos a tomar un autobús, es menos probable que percibamos la estética de un edificio cercano; si estamos concentrados en la belleza de un rostro, es posible que luego tengamos problemas para recordar el color de la camisa de esa persona, y cuando disfrutamos de la vista de un bosque, nos resultará difícil advertir los cambios en árboles individuales. En efecto, se ha demostrado que el alcance con el que examinamos nuestro entorno varía en función de factores como la tarea, el contexto e incluso el estado de ánimo.

Si nuestro estado mental influye en nuestra conducta y en nuestra propia percepción tan directamente, querremos saber qué es lo que lo determina. Más allá de objetivos e intenciones, una fuerza que establece nuestro estado es la interesante tensión en el cerebro entre «exploración» y «explotación». En muchos aspectos, estos dos extremos difieren en el nivel de tolerancia a la incertidumbre que exhibimos en cada uno de ellos.

En la vida diaria se da un equilibrio saludable entre estos dos extremos. Necesitamos ambos; si no fuéramos exploradores en algún sentido, no podríamos aprender y desarrollarnos, y si no explotáramos la certeza de lo conocido cuando es necesario, nos costaría mucho sobrevivir. Los fundamentos neurales que garantizan la exploración y la explotación, así como los neurotransmisores y los mecanismos relacionados que nos hacen oscilar entre ambos polos, están siendo estudiados de forma activa y son gradualmente revelados. Nuestro conocimiento, en plena evolución, tendrá, en última instancia, importantes implicaciones en nuestra vida cotidiana. Más allá de la comprensión de los fundamentos corticales, es relevante que todos reconozcamos dónde nos situamos en el espectro exploración-explotación y, ocasionalmente, encauzar nuestras actividades en función de ello. Si tenemos que cuadrar un presupuesto detallado, nos conviene hacerlo en modo explotador. Pero buscar un nombre creativo para nuestra nueva empresa se beneficiará del modo explorador.

Estos estados, y la tensión entre ellos, no solo guían nuestra interacción con el mundo exterior, sino que también pertenecen a nuestra vida mental interior. En sintonía con la investigación científica que detecta paralelismos entre el interior y el exterior de nuestra vida mental, así como con las enseñanzas budistas según las cuales no hay distinción entre dentro y fuera, la frontera parece arbitraria. Como explica Shunryu Suzuki en su excelente libro *Mente zen, mente de principiante*, se parece más a una puerta giratoria que a un muro que se alza entre nuestro mundo interno y externo. Tal como ocurre con nuestra disposición ante el mundo exterior que nos rodea, nuestro patrón de pensamiento interno también puede pasar de la apertura y amplitud del estado exploratorio a la clausura y limitación del estado explotador. Podemos concentrarnos en cierto pensamiento o problema o vagar asociativamente de un tema a otro. Buena parte de lo que nuestro cerebro hace cuando no estamos ocupados con una tarea exigente, cuando divagamos, es planificar y generar simulaciones hipotéticas. Las simulaciones suelen producir guiones que nos ayudan a afrontar situaciones futuras. Cuanto más explorador es nuestro patrón de pensamiento, más amplias e intensas serán las simulaciones. Una mente exploradora es una mente creativa, pero no es la única mente que necesitamos. Necesitamos apartar nuestra mente de las distracciones cuando estamos concentrados, pero también hemos de estar abiertos a nuevos acontecimientos que no hemos anticipado. Conciliar la concentración y la apertura mental constituye un delicado equilibrio. Louis Pasteur dijo que la suerte favorece a la mente preparada. La mente más preparada para percibir los encuentros azarosos es la mente exploradora, pero la mente necesaria para proseguir con el encuentro de forma productiva es la mente explotadora.

Hace falta más investigación para saber cómo utilizar esta relevante tensión para optimizar el rendimiento y el bienestar. Pero más allá de mejorar las actividades diarias, hay implicaciones para los trastornos mentales más habituales, y me detendré en dos de ellas.

Como se ha descrito anteriormente, el sello distintivo de la mayor parte de los trastornos del ánimo, como la depresión y la ansiedad, es un patrón de pensamiento rumiativo. Las rumiaciones son cíclicas, ceñidas a un tema limitado, y resultan difíciles de detener. Para ser creativa y productiva, la mente necesita ser ampliamente asociativa, pero la mente deprimida y ansiosa suele ser lo contrario. Por lo tanto, los individuos con un cuadro severo de ansiedad o depresión suelen activar el modo explotación en la mayor parte de sus actividades mentales. La rumiación es una tarea que exige recursos, y por lo tanto sobrecarga y secuestra nuestra mente.

Al otro extremo de este espectro están los individuos con TDAH, los exploradores definitivos de nuestro entorno, capaces de percibirlo todo y no comprometerse con nada. Estas personas se beneficiarían de una capacidad mejorada para la inmersión, mientras que a los individuos con una mente rumiativa les iría mejor con una mente muy asociativa. Todo ello es objeto de la investigación actual en mi laboratorio: modular el equilibrio entre exploración y explotación para mejorar el estado de ánimo y para una comprensión más precisa de esta tensión esencial en el interior de nuestro cerebro. Sin embargo, se podría proponer que la vida sería mejor comprendiendo las respectivas fortalezas e inclinaciones de estas mentes tan diversas.

LA MATERIA DE LOS ESTADOS DE LA MENTE

Aún no es del todo posible explicar cómo se conforman los estados de la mente, pero es importante tener presente que hay diferentes niveles de explicación. Podemos atender a las moléculas, especialmente a los neurotransmisores mensajeros, en el nivel más bajo, o estudiar los acontecimientos mentales y conductuales en el grado superior de la jerarquía comprensiva. En el espacio intermedio podemos considerar las descripciones neurocientíficas relacionadas con neuronas, circuitos y activaciones fisiológicas.

¿Qué determina nuestro estado mental? Hay muchos factores, entre ellos el contexto, los objetivos y la historia. El estado mental puede estar determinado por un detonante externo, como ser testigo de un trágico accidente de carretera o recibir una noticia maravillosa, o por acontecimientos internos, como pensamientos emergentes o sensaciones corporales. Existe una hipótesis general que podría explicar la mayoría, si no todos, los estados de la mente: están determinados por el equilibrio entre el procesamiento descendente y el procesamiento ascendente a nivel cerebral.

El significado cortical del procesamiento descendente y ascendente se explicó con más detalle en un capítulo anterior, pero aquí resurge en términos intuitivos. El procesamiento descendente implica confianza en la experiencia pasada, la memoria, el contexto, las metas y las predicciones, que preceden y dan forma a la percepción al fluir desde los niveles corticales superiores que almacenan todo este conocimiento acumulado. El procesamiento ascendente, por otro lado, transmite el *input* directo de nuestros sentidos, sin la ayuda (y posible distorsión) de áreas más elevadas en la jerarquía cortical, simplemente las respuestas corticales a la estimulación física percibida en el entorno. En la mayoría de percepciones, cogniciones, emociones y acciones, nuestro cerebro opera combinando influencias descendentes y ascendentes en diferentes grados, con diversos énfasis relativos asignados a los efectos descendentes y ascendentes en función de una serie de factores.

Sin embargo, es ilustrativo tener en cuenta los extremos. ¿Cuándo el cerebro está procesando completamente de forma descendente, sin dar peso a las señales ascendentes? Soñar es un ejemplo, en el que no hay *input* sensorial para generar influencias de ascendentes (por supuesto, siempre hay excepciones). Soñar despierto también está cerca de ser otro ejemplo fundamental, pero no completamente descendente. Otra posibilidad tiene que ver con las imágenes mentales. Si se nos pide que cerremos los ojos e imaginemos la disposición de los muebles en nuestro apartamento, o visualicemos a nuestro amigo con el pelo azul y ropa amarilla brillante, lo hacemos solo en base al procesamiento descendente, sin información ascendente. (Curiosamente, las personas con *aphantasia*, la incapacidad de experimentar imágenes mentales, que a menudo nos desconciertan, aseguran estar más en el presente y experimentan menos episodios de divagación mental.)[75]

El mejor ejemplo del otro extremo, los procesos ascendentes sin peso específico atribuido a las señales descendentes, es el mindfulness. Teóricamente, en la meditación «lograda», y con la práctica suficiente y con el objetivo de alcanzar el estándar del mindfulness pleno, los procesos descendentes son desactivados. Así es como en mi opinión funciona la meditación: nos ayuda a apreciar el presente disminuyendo la implicación de procesos descendentes que nos llevan a otro lugar en el espacio y en el tiempo, y así somos capaces de disfrutar de la visión de un pájaro en un árbol ante nosotros, sin ser interrumpidos ni molestados por preocupaciones, objetivos, juicios y expectativas.

El volumen de información descendente y ascendente que se tiene en cuenta es lo que determina el estado mental en ese momento. Ya sea que consumamos nuestro entorno con un foco de atención amplio y abierto o a través de una mirilla enfocada, tanto si asumimos riesgos como si nos atenemos a lo conocido, tanto si pensamos creativamente con asociaciones amplias o rumiamos sobre el mismo tema, tanto si estamos felices como tristes: todo depende del equilibrio actual entre procesos descendentes y ascendentes en nuestro cerebro, ya sea que asignemos más peso a lo que entra por los sentidos o a lo que fluye río abajo en nuestro interior. El lugar en el que nos encontramos en el espectro de este equilibrio determina cómo percibimos, procesamos y sentimos en todas esas dimensiones. Pero no debemos dejar que el lenguaje utilizado aquí nos confunda y nos induzca a pensar que tenemos un perfecto control de nuestro estado mental. La mayor parte es automático y escapa al ámbito de la conciencia o al control voluntario, desencadenado por señales externas de nuestro entorno y por señales y pensamientos internos. Sin embargo, tenemos cierta influencia en nuestro estado mental, y al comprenderlo mejora nuestra capacidad de controlarlo.

CAMBIANDO DE ESTADO

Los estados de la mente no son inamovibles. Pueden cambiar, voluntariamente o no. En muchos aspectos, cambiar un estado mental se asemeja al concepto psicológico de reencuadre (*reframing*). Podemos observar la misma situación de diversas formas, y cómo elegimos (o aceptamos) observarla influye en nuestra actitud hacia ella. Como ejercicio, imaginemos las diferencias en nuestras emociones y comportamiento al conocer a una nueva persona si la entrevistamos para un nuevo trabajo, si es ella la que nos entrevista o si hemos quedado para una primera cita. Un estado mental puede influir no solo en nuestras acciones, sino también en nuestras percepciones.

A veces los estados mentales pueden cambiar voluntariamente, como hacemos en el laboratorio, con las inducciones realizadas en este sentido. Podemos cambiar el estado de ánimo, la amplitud del pensamiento, el alcance de la atención, la percepción global versus local, las actitudes exploratoria o explotadora, y así sucesivamente. Es curioso cómo todas estas diversas dimensiones están relacionadas: cambiar una alterará, en consecuencia, las otras. Si hacemos que alguien se sienta más feliz, esa persona pensará más amplia y asociativamente, percibirá el entorno de forma más global, con un mayor rango de atención, y será más tolerante a la incertidumbre. Y si logramos que alguien piense de forma más global y asociativa, también mejoraremos su estado de ánimo, etcétera. Ambas cosas están vinculadas, lo que podría utilizarse en nuestro beneficio cuando cambiar una propiedad es difícil, pero podría hacerse indirectamente a través de otra propiedad relacionada con ella. Es como tener múltiples puntos de entrada al mismo estado. No se puede decir a alguien que sea creativo bajo demanda, pero podemos mejorar su estado de ánimo y, por lo tanto, influir positivamente en su pensamiento asociativo y su creatividad.

Familiarizarse con las formas de medir el estado mental puede ayudar a optimizar nuestras actividades. En un ejemplo de otro dominio, sé que cuando duermo muy poco soy fácilmente irritable (y molesto) durante el día. Cuando reconozco ese estado, me fuerzo explícitamente a minimizar las interacciones con las personas y mantener mi escritura de correos electrónicos en un mínimo. Es una estrategia comparable a evitar que la música ligera en el centro comercial nos influya a comprar más solo porque nos sentimos alegres y menos inhibidos. Los estados mentales y su manipulación también pueden aprovecharse para un mejor rendimiento. Cuando estás de buen humor, es difícil quedarse quieto y, por lo tanto, no es el mejor estado para hacer la declaración de impuestos (¿hay algún estado mental óptimo para hacerla?), y también es bueno saber que cuando estás en este estado las decisiones tomadas tenderán a asumir un mayor riesgo. Sin embargo, es el mejor estado para encontrar una solución no convencional a un problema. De la misma manera que sabemos que el mejor momento del día para la concentración es por la mañana, el lector debe conocer que su mejor estado para explorar nuevos territorios sin ansiedad es el estado de pensamiento ampliamente asociativo.

Un aspecto más interesante sobre los estados mentales tiene que ver con la memoria y con el límite de las simulaciones mentales. En algunos estados nuestra capacidad para imaginar un estado alternativo es sorprendentemente limitada. Una persona que atraviesa un episodio depresivo se siente hundida y a menudo es incapaz de visualizarse en un estado mejor. Si le pedimos que imagine lo bien que se sintió ayer, descubrirás que no tiene una verdadera noción. Un estado mental depresivo es tan absorbente que se apodera del recuerdo de otros estados. Del mismo modo, hace imposible imaginar un futuro en el que se sienta mejor. También funciona en la otra dirección: te despiertas en un día soleado, y cuando de repente recuerdas que te mantuviste despierto en medio de la noche durante una larga hora preocupado por asuntos insignificantes, simplemente no puedes entender cómo esas tonterías te atormentaron tanto. Sin embargo, cuando estabas en eso, todo parecía muy real, sustancial y preocupante. Cuando estás fuera, ya no puedes revivir la fuerza de esos sentimientos.

La cuestión de nuestra incapacidad para revivir, o simplemente volver a sentir, puede explicar algo más profundo sobre nuestra experiencia y bienestar cotidianos. En las instrucciones budistas que nos alientan a habitar el momento y experimentar el presente, generalmente se nos recuerda que estar en el pasado no es bueno para nosotros. Esto se basa en el recuerdo de experiencias pasadas, pero la memoria no es experiencia. Cuando reactivamos el recuerdo de una experiencia, se trata del recuerdo, no de la experiencia misma con todas sus sensaciones reales y los sentimientos que evocó cuando tuvo lugar. Eso es una representación superficial de la experiencia, sin la mayoría de los colores, sabores y sonidos y sin las profundidades emocionales que se experimentaron cuando ese pasado era presente. Este debate implica que al menos parte de la razón de que no podemos volver a sentir tal como lo hicimos cuando la experiencia recordada tuvo lugar se debe a una colisión entre cómo sentimos ahora y cómo sentimos entonces, entre nuestro estado recordado y nuestro estado real. No podemos contener simultáneamente ambos estados porque compiten por las mismas estructuras corticales. En la percepción, existe el concepto de percepción y figuras biestables, como la célebre ilusión de la mujer joven y anciana, en la que nuestra mente solo puede albergar una percepción en un momento determinado: o bien vemos a la joven o bien a la anciana, y pese a que podemos alternar entre ambas interpretaciones, no podemos sostenerlas a la vez. Esto también se aplica a mantener dos estados simultáneos en la mente. El estado presente y las emociones dominan, y todo lo que ha sido reactivado en la memoria está limitado a una versión reducida, menos palpable, como una imagen en una pantalla.

Hay otros ejemplos de nuestra necesidad e (in)capacidad de mantener dos perspectivas opuestas en la misma mente. En los *Pensamientos*, Blaise Pascal afirmó que el ser humano es igualmente incapaz de ver la nada de la que emerge y el infinito que lo engulle. El hecho de que me criaran dos padres muy jóvenes fue una bendición llena de contradicciones. A veces me hacían sentir que yo podría hacer cualquier cosa y lograr todo lo que me propusiera en este mundo, y en otras ocasiones me hacían sentir como un perdedor que debía aprender el significado de la humildad. Era muy confuso, pero acabó por ser una herramienta útil a lo largo de mi vida. Y resulta que, aunque ellos no lo sabían, este credo ya había sido predicado por los judíos jasídicos. Se decía que Rabí Bunam enseñaba a sus estudiantes que toda persona debería llevar consigo dos notas. Una diría: «El mundo se creó para mí» y la otra: «Solo soy polvo y cenizas».

Obviamente, ninguna de estas afirmaciones funciona por sí sola; no podemos vivir la vida pensando que el mundo fue creado para nosotros, y tampoco pensar que solo somos «ceniza». Por lo tanto, vivimos teniendo presentes ambas formas de mirarnos a nosotros mismos y alternamos entre las dos. En función del contexto, de nuestras necesidades, de nuestras inclinaciones específicas del momento, nos sentiremos más en un extremo o en otro. Pero portamos ambas notas con nosotros, como esas ilusiones visuales biestables o los estados de ánimo alternativos.

ESTADO MENTAL AMPLIO Y ABIERTO
VERSUS RESTRINGIDO Y CERRADO

Es evidente que los estados mentales conforman un paquete, un conjunto de tendencias e inclinaciones que vienen juntas. Ser creativo, ampliamente asociativo, con un ánimo positivo, atender y percibir el mundo de forma global, tener una actitud más exploradora y curiosa, buscar emociones y dejarse influir menos por procesos descendentes: todo va de la mano. Lo llamamos estado mental amplio (o abierto). Por otra parte, en el estado mental restringido (o cerrado), los individuos se muestran menos concentrados, menos asociativos, atienden de forma más analítica a los elementos locales del mundo, su actitud es explotadora, prefieren la rutina, dependen de la memoria y evitan la novedad y la incertidumbre.

(Una vez oí decir al difunto Francis Crick, premio Nobel, junto a James Watson, por el descubrimiento de la estructura del ADN, que la lectura pudre la mente. La mayor parte de los comensales se escandalizaron ante estas palabras, pero en mí resonó al instante. Cuando empiezo un proyecto de investigación en un ámbito que me resulta nuevo, prefiero no leer la literatura previa sobre el tema para que mi pensamiento permanezca fresco e intacto. Leo más tarde, por supuesto, pero no quiero que lo que se ha dicho antes moldee mi pensamiento en antiguos patrones que dominan el campo específico en el que estoy entrando antes de que se hayan formado mis pensamientos. A mí me suele funcionar. Una ocasión en la que descubrí después que pensamientos similares a los míos se habían planteado antes de alguna forma tuvo que ver con los estados mentales abiertos y cerrados, y ocurrió desde una dirección inesperada: John Cleese, el líder de Monty Python y la mente brillante detrás de muchas grandes obras tanto cómicas como cerebrales. Siempre atesoraré los momentos de risa llorosa que me unieron a mi abuelo mientras veíamos *Fawlty Towers*, y me siento honrado de haber sido precedido por mi ídolo de la infancia, que, a pesar de no ser científico, se ha mostrado sorprendentemente acertado aquí también.)

Unos estados mentales tan radicalmente diferentes producen perspectivas igualmente distintas. En el caso de la incertidumbre, por ejemplo. La misma incertidumbre puede fomentar la ansiedad cuando nos encontramos en un estado mental restringido, porque en este estado explotador preferimos lo conocido, y suscitará el asombro si estamos en un estado mental amplio, ya que entonces nos dedicamos a explorar. Yo me mostré muy animado pidiendo comida de nombres desconocidos en puestos callejeros en Varanasi, y en cambio soy reacio a pedir un plato en un restaurante de Boston o Tel Aviv si no reconozco la mayor parte de sus ingredientes. La experiencia es por completo diferente en función del estado mental.

No hay un estado de ánimo bueno o malo. Los estados amplio y restringido se refieren a un diverso énfasis mental, cada uno de los cuales se acomoda mejor a diferentes circunstancias. Si queremos aprender, mostrar curiosidad, explorar y crear, el estado amplio es el más conveniente. Pero si pretendemos alcanzar un objetivo, acaso perseguir en serio una idea originada en el estado amplio, concentrarnos, sentirnos seguros y con cierto grado de certidumbre, entonces el estado restringido es lo que necesitamos. Por suerte, rara vez nos situamos en uno de los dos extremos.

A medida que pasan los días, nos desplazamos dinámicamente a lo largo del espectro, entre los dos estados extremos, y es la situación la que define en qué lugar nos encontramos. Una buena noticia sobre la naturaleza dinámica de nuestro estado mental es la fluidez con que, en líneas generales, nuestra mente avanza a lo largo del continuo, y disponemos de múltiples ángulos para impulsar nuestro ánimo en la dirección deseada. De hecho, si enaltecemos de forma consciente el ánimo –escuchando, por ejemplo, la música que nos gusta–, también nos acercaremos al estado mental explorador. En mi laboratorio, descubrimos que al mostrar a los sujetos las figuras que reproducimos a continuación («figuras de Navon», en honor al psicólogo David Navon, responsable de su diseño original) y pedirles que se concentraran en las letras pequeñas (*H* y *T*) o en las formas globales de las letras grandes (*F* y *L*), podíamos limitar o expandir su estado mental, y su ánimo cambiaba en consecuencia. De un modo análogo, como ya hemos descrito, podemos cambiar la amplitud del pensamiento, y por lo tanto el ánimo, con listas de palabras que se expanden ampliamente o que están estrechamente relacionadas. (Como el lector puede adivinar, pronto habrá una aplicación para realizar este ejercicio.)

HHHHH   T
H   T
HHHHH   T
H   T
H   TTTTT

Todos hemos experimentado alguna vez que nuestro estado de ánimo puede cambiar con gran rapidez. Esta fue una de mis experiencias más profundas en el retiro de meditación, porque aun habiendo trabajado duro para poner mi cerebro en un modo profundamente consciente, volvía a salir de él. Cambios rápidos como ese nos pueden pasar en cualquier momento. Tal vez has estado divirtiéndote, riendo con un amigo, y de repente te das cuenta de que has olvidado enviar un informe a tu jefe que debía presentar esa misma mañana. Tal vez un recuerdo de una experiencia horrible pasó por tu mente mientras estabas viendo un programa que te encanta y te lanzaste a rumiar. Al igual que un gong, la notificación de un correo electrónico puede sacarnos de un estado de concentración y poner nuestra mente a tejer una red tangencial de asociaciones. Esta fluidez puede ser irritante. Pero también es un gran regalo.

Continuaré explorando las implicaciones de este descubrimiento de los estados de ánimo generales durante años, y espero que a otros colegas también les interese el tema. Por ahora, comparto los hallazgos existentes para que las personas puedan comenzar a recurrir a ellos cuando afrontan sus desafíos diarios, lo que yo mismo he encontrado muy útil, al asignar tiempo para la divagación mental asociativa o para salir a correr, actividades que pueden alterar profundamente el estado mental. Tal vez resulta más sorprendente que ir a un entorno desconocido para trabajar en un problema sea una buena manera de desencadenar el pensamiento creativo y explorador. A menudo sugiero aprovechar el estado de ánimo en lugar de tratar de cambiarlo. Si estamos de mal humor, por ejemplo, es un buen momento para concentrarse en una tarea rutinaria que hemos estado postergando. Cuando estoy en un estado mental amplio y abierto, me permito ser optimista y buscar alguna actividad exploratoria para aprovechar

ese estado de ánimo, o dejo que mi mente divague con la esperanza de encontrar algunas buenas ideas. Además, he empezado a respetar mis estallidos espontáneos de divagación mental,
no me permito sentirme culpable por ellos. Sin embargo, si mi divagación mental se está volviendo rumiativa, he aprendido a hacer alguna cosa para romper el hechizo. Con el tiempo, tomar el
control del estado de ánimo se convierte en una segunda naturaleza. Ahora también realizo una observación consciente de mi
estado mental durante cualquier experiencia, cuando me acuerdo, y decido si quiero observarme a mí mismo experimentándola
o si prefiero sumergirme en ella tanto como pueda.

Desearía poder decir que sabemos qué condiciones favorecen espontáneamente la inmersión, pero los estudios psicológicos y neurocientíficos apenas han empezado. Sin embargo, lo que
sí puedo atestiguar es que podemos sumergirnos de forma voluntaria «a demanda» en gran medida. Mis experiencias favoritas de inmersión consciente son las que tengo con mis hijos. Por
supuesto, no podemos estar todo el día ocupados diagnosticando
nuestro estado de ánimo. Sin embargo, nosotros podemos aprender a recordarnos que debemos hacerlo con mucha más frecuencia y, como descubrí, eso contribuirá en gran medida a mejorar
nuestras vidas.

UNA MENTE SATURADA NO PUEDE SER CREATIVA

Naturalmente, nuestra mente tiene una capacidad finita en cuanto a las tareas que puede realizar de una vez. (También es limitada en la cantidad de información que puede almacenar en la
memoria, y la velocidad de procesamiento de esa información,
entre otras dimensiones.) Si bien la multitarea es en gran parte

un mito, múltiples fuentes pueden gravar de forma simultánea los procesos cerebrales y la disponibilidad mental. Si necesitamos conservar una lista de palabras en la memoria, por ejemplo, dispondremos de muy pocos recursos para absorber nueva información durante ese tiempo; si recorremos los pasillos de un supermercado con dos niños pequeños llorando, no podremos explorar y ni siquiera descubrir nuevos productos en las estanterías, y si en un museo nos invade un perfume agresivo, nos costará disfrutar de las obras de arte que se ofrecen a nuestra vista.

No podemos evitarlo: nuestra mente está ocupada con algo en todo momento, y nos hemos acostumbrado a trabajar con lo que nos queda. Al igual que ocurre en el senderismo con mochila, avanzamos y la carga no suele detenernos, aunque nos agobia y a veces nos limita. Puede ser ligera o pesada y, en consecuencia, afectará a nuestro progreso, pero avanzamos mientras llevamos la carga a la espalda. Los procesos mentales de fondo, de los que podemos ser conscientes o no, ocupan una parte importante de nuestra capacidad mental. Normalmente, notamos la presencia de procesos mentales en segundo plano y percibimos su carga solo cuando se han detenido o desaparecido, como el alivio que sentimos cuando el aire acondicionado se para, el alivio ante algo que no sabíamos que nos estaba molestando.

Los procesos mentales mantenidos en un segundo plano son, por lo tanto, algo más que una molestia. Aunque pueden tener un propósito, como intentar «detrás de escena» resolver algún problema que no hemos podido solucionar aún, estos eventos de fondo, pesados y agotadores, pueden influir dramáticamente en nuestro estado mental, nuestro rendimiento cognitivo, nuestra creatividad y capacidad para resolver problemas, para disfrutar de nuestro entorno e incluso para mantener un buen estado de ánimo.

Es necesario repasar un experimento mencionado antes y que vuelve a ser relevante en este punto. Cuando pedimos a los participantes en nuestros experimentos de laboratorio que recuerden una serie de dígitos breve o larga mientras participan en una tarea de asociación libre, sus respuestas son significativamente más creativas y originales cuando la carga es menor (una serie más breve, como «26») en comparación a una carga mayor (una serie más larga, como «4782941»). Por ejemplo, si a estos sujetos les damos «suela» como la palabra que necesitan para practicar la asociación libre, quienes tienen una carga mayor tenderán a responder «zapato», y aquellos con una carga inferior dirán, por ejemplo, «chicle» como respuesta. Fuera del entorno del laboratorio, este descubrimiento implica que somos más creativos con una mente más libre.

Curiosamente, nuestra capacidad para apreciar la belleza también se ve disminuida cuando nuestra mente está saturada. Apreciar la belleza requiere atención, y cuanta más atención, más belleza podemos ver. (Se puede argumentar que, de manera similar, necesitamos atención para sentir dolor y que, por lo tanto, nuestra mente distraída se convierte en una bendición cuando necesitamos sobrellevar el dolor. Esto podría ser verdad, aunque no estoy al tanto de tal hallazgo científico, y sospecho que el dolor, a diferencia de la belleza y el placer, tiene prioridad debido a los factores de supervivencia, y como tal llama nuestra atención mucho más insistentemente; es más difícil distraerse con el dolor que frente a la belleza, por desgracia.) Una misma escultura puede parecer más o menos bella en función de nuestros procesos mentales en ese momento. Tanta belleza se ha desperdiciado en nosotros en momentos de ajetreo.

¿Qué tipo de carga mental está presente en nuestro día a día, más allá de la lista de la compra o de marcar un número de teléfono? Algunas de estas cargas son significativas, más de los que la mayoría de nosotros somos conscientes. Una de estas cargas es nuestra divagación mental, que ocurre casi permanentemente. Nuestra mente no solo divaga cuando no tenemos nada mejor que hacer, sino que se esfuerza en utilizar todos los recursos disponibles, incluso cuando estamos realizando una tarea específica. Todo lo que hacemos, pensamos o percibimos está dividido y es solo parcialmente atendido y apreciado porque buena parte de nuestra mente está en otra parte. Como hemos visto, la divagación mental fomenta parte de nuestra planificación y toma de decisiones basada en simulaciones, pero en el camino retira recursos que podrían aplicarse a lo que nos sucede y pasa a nuestro alrededor.

De un modo similar, se producen rumiaciones, tanto en condiciones clínicas (depresión y ansiedad) como en condiciones saludables. Estos pensamientos repetitivos y cíclicos son intensos y constantes. Pero no utilizan recursos independientes dedicados a las rumiaciones; se nutren de los mismos recursos que necesitamos para experimentar la vida. Como la divagación mental, las rumiaciones son un impuesto a nuestra experiencia.

Hemos visto que, además del efecto que estos procesos intensivos de fondo, la divagación mental y la rumiación, ejercen en nuestra experiencia presente, también nos despojan de nuestra capacidad de ser creativos. Como todas estas dimensiones están vinculadas a través de los estados de la mente, podemos llevar este hallazgo un paso más allá y pensar en la carga cognitiva como en otro medio para manipular el lugar que ocupamos en el continuo de los estados mentales. La sobrecarga mental reduce la creatividad y ello implica un estado mental cerrado, restringido, con una percepción y atención igualmente restringida (local), un pensamiento limitado y un estado de ánimo menos positivo, además de una tendencia general a la actitud explotadora. Con rumiaciones persistentes como pesada carga, a un individuo deprimido le resulta más difícil ser creativo. Por otro lado, reducir la carga cognitiva, lo que aumenta la creatividad, también nos hace más exploradores, amplía el espectro mental y perceptivo y mejora el estado de ánimo.

Queremos «pensar menos» para reducir el ruido de fondo mental, pero parece que la mente genera nuevos pensamientos constantemente. Esto nos recuerda que siempre queremos estar ocupados en algo. En su magnífico y atemporal libro *Elogio de la ociosidad*, Bertrand Russell elabora la historia de la ociosidad y enumera sus beneficios. Sin embargo, la mayor parte de los seres humanos trabaja duro para estar siempre atareada. No podemos quedarnos quietos; tenemos la absoluta necesidad de actuar: segar el césped, lavar el coche, idear actividades para mantenernos ocupados y ser productivos. En *Las posibilidades económicas de nuestros nietos*, publicado en 1930, el economista John Maynard Keynes predijo que en la actualidad el ser humano solo trabajaría tres horas al día para satisfacer sus necesidades. Nuestra tecnología estaría tan avanzada y sería tan eficiente que dispondríamos de mucho más tiempo libre para dedicarlo a aquello que amamos. Y, sin embargo, aquí estamos, trabajando más que nunca. Estamos atareados en el interior y en el exterior; los pensamientos llenan nuestra mente y las actividades saturan nuestros días.

Ayer por la tarde llevé a mi pequeña Nili a la playa. Era una hora antes del ocaso, al final de la estación, por lo que apenas había gente, con un mar sereno y una brisa agradable que arrastraba el fresco olor del Mediterráneo, solos ella y yo, brincando y riendo. Realmente me cuesta imaginar algo más cercano al paraíso. Pero luego tuve que hacer una sesión de fotos, pidiendo a Nili que posara, tomando decenas de instantáneas para enviarlas a la familia casi en tiempo real. Como si esto no fuera suficiente para quitarle ese sentimiento paradisíaco que no debería haber alterado ningún evento, comenzamos a recoger conchas en la playa. Un par de ellas no bastaban; tuve que ir a buscar una caja. La búsqueda de conchas se convirtió en un proyecto, casi en un trabajo; nuestra misión era llenar la caja. Nos olvidamos del mar, del sol y del paraíso. ¿Que había de malo en esa perfección inicial para que tuviéramos que colmar de actividad nuestro placer relajado?

Del mismo modo, nuestros cerebros podrían pensar en tonterías indefinidamente. Sin embargo, cuando digo «piensa menos», no quiero decir «no pienses en absoluto». La creatividad es un asunto complejo. Por un lado, necesitamos silenciar el ruido para que tengamos todos los recursos disponibles para el acto de crear algo nuevo y útil. Por otro lado, necesitamos algunas activaciones asociativas y recorrer mentalmente múltiples ramas semánticas de nuestra memoria para explorar y descubrir. Un mito sobre la creatividad dice que o la tienes o no, que es un regalo de nacimiento. Sin embargo, una y otra vez descubrimos evidencias de que la creatividad se puede aprender, entrenar y maximizar. Evidentemente, no nos convertiremos en Leonardo da Vinci mediante la práctica del pensamiento creativo o silenciando el ruido mental. Pero la creatividad puede mejorar de forma significativa en un individuo en consonancia con sus estados mentales.

Hasta ahora hemos descubierto que reducir la carga mental, el estrés y las rumiaciones es un medio poderoso para amplificar las capacidades creativas. Pero otro aspecto igualmente importante en este contexto consiste en saber que la creatividad es nuestro estado por defecto, al igual que la naturaleza exploradora y la curiosidad; hemos nacido así. La divagación mental puede ser una pérdida de tiempo o una fuente de creatividad y exploración; todo depende de nuestro estado mental.

CREATIVIDAD Y CURIOSIDAD

La creatividad y la curiosidad pueden concebirse como los dos aspectos de la misma entidad. En la creatividad, producimos algo novedoso y útil en algún sentido. En la curiosidad, orientamos nuestra atención con la intención de recopilar información; no se trata de definiciones formales, porque no existe ninguna ampliamente aceptada y porque en realidad, por ahora, no las necesitamos. La creatividad es como un proceso de transmisión a través del cual generamos ideas, soluciones y pensamientos, y los transmitimos al mundo. Esto no se hace necesariamente de una forma verbal o explícita, sino que lo realizamos por algún tipo de relevancia «externa», como para la acción. La curiosidad, en el otro extremo, es el acto de recibir. Consumimos el mundo, tomando información para propósitos internos. Pero, aunque una está orientada hacia dentro y la otra hacia fuera, están sincronizadas porque están mediadas por mecanismos superpuestos. Una gran creatividad equivale a una gran curiosidad, y viceversa. Ambas cosas se basan en la motivación para buscar información: en la curiosidad está claro, y en la creatividad, la motivación para buscar información es más metafórica, en el sentido de que nuestras neuronas van muy lejos para encontrar una solución original. Creatividad y curiosidad se ven afectadas de manera similar por la carga y por la libertad de pensamiento: la disponibilidad mental es fundamental para ambas, y un amplio espectro de pensamiento y percepción es propicio en ambos casos. La buena noticia es que nuestra mente pretende mantener un estado de creatividad y curiosidad por defecto. La noticia no tan buena es que nuestra vida interfiere en estos rasgos por defecto de forma habitual, con nuestro consentimiento implícito, pero terriblemente efectivo.

La cuestión de eliminar el desorden mental, silenciar los pensamientos de fondo y concentrarse en lo importante trae de vuelta el tema de la observación de los pensamientos, esta vez en el contexto de la creatividad y la curiosidad. A diferencia del tipo de pensamientos propios del flujo de conciencia, de los que somos plenamente conscientes y que a veces incluso podemos controlar hasta cierto punto, no estamos tan al tanto de lo que sucede en nuestra mente durante el proceso creativo o el estado en el que sentimos curiosidad por algo. Ambos están fundamentalmente por debajo del nivel de nuestra atención consciente. Antes de que se nos ocurra una solución intuitiva, un momento eureka, no tenemos mucho acceso a lo que está pasando. Podemos intentar observar la incubación subyacente todo el tiempo que queramos, pero no seremos capaces de hacerlo porque nuestra mente consciente está oscurecida por defecto. Por lo tanto, no todos los pensamientos son observables. Nos cuesta incluso hablar de nuestro propio proceso creativo después de que este acontezca. Y eso es cierto no solo para nosotros. Hace poco vi una entrevista a uno de los directores de cine más creativos del presente, de quien soy un gran admirador, y se le pidió que describiera cómo llega a todas esas ideas originales y bizarras que son tan características de sus películas. Su respuesta me resultó triste; evidentemente, se esforzó por decir algo perspicaz sobre lo que pasaba por su mente antes del surgimiento de un pensamiento creativo, pero no tuvo éxito. No es de extrañar; no estamos expuestos al proceso, y nos quedamos con las ganas de ser capaces de explicarlo.

INHIBICIÓN Y PROGRESIÓN MENTAL

La divagación mental constructiva, una mente creativa y un estado de ánimo feliz se apoyan en la misma y única característica: *la facilidad de la progresión mental*. Nuestros pensamientos tienen que ser amplios, ir lejos y avanzar rápidamente; todo ello maximiza el campo semántico cubierto por nuestra mente. Es lo opuesto al pensamiento rumiativo. Queremos que el movimiento mental sea eficiente. Cuanto más suave, mejor, pero no más; nuestro proceso de pensamiento todavía necesita ser contenido. Aquí es donde entra la inhibición.

Para la mayoría de los neurocientíficos cognitivos, es más intuitivo pensar en la excitación en el cerebro que en la inhibición: la operación del cerebro se logra a través de la excitación de neuronas, circuitos, representaciones, conceptos, palabras, números, emociones, movimientos motores y pensamientos. La excitación suena equivalente a la activación, mientras que la inhibición se asocia a resistencia, amortiguamiento, disminución; parece mucho menos estimulante. Sin embargo, lo cierto es que la inhibición es tan importante y constructiva como la excitación; es una fuerza para podar, refrenar y regular. Lo que cuenta es el equilibrio entre la excitación y la inhibición. He aquí un ejemplo.

A lo largo de nuestra vida aprendemos muchas asociaciones en nuestro mundo: que las almohadas se encuentran generalmente en las camas, que fumar no es saludable, que las serpientes son peligrosas, que las uvas sirven para hacer vino, que el café a menudo se sirve con leche, y que donde hay una silla suele haber también una mesa. El cerebro capta estas regularidades estadísticas y las representa como tales. Entonces, una silla está conectada a una mesa, una almohada a una cama y los auriculares a la cabeza, y estas conexiones son probabilísticas. No toda cama tiene una almohada, tal vez solo el 85 % de las que nos encontramos; asimismo, no todos los auriculares que hemos visto aparecen en cabezas, tal vez solo el 40 %. La probabilidad de tales co-ocurrencias determina la fuerza de su conexión en el cerebro, y la fuerza de su conexión determina la probabilidad de su coactivación; cuando una está activada, la otra también lo está. Estas coactivaciones son las predicciones relativas a qué podremos encontrar en esa escena. Cuando nos disponemos a entrar en una cocina, esperamos ver un fregadero y un horno con un alto grado de probabilidad, una cafetera con una probabilidad menor y una gofrera con un nivel de probabilidad aún menor (pero sigue siendo posible). Elementos que nuestra experiencia nos ha enseñado a no esperar, como la espada de un samurái, nos sorprenderían, e incluso nos sobrecogerían, y causarían confusión. La confusión y, en líneas generales, la sorpresa conducen al aprendizaje y la actualización de nuestras representaciones de lo que resulta posible en contextos específicos. La próxima vez que veamos una espada de samurái en una cocina, no nos sorprenderemos tanto...

Ahora consideremos las asociaciones de los asociados. Una almohada nos hace pensar en una cama, y una cama, a su vez, se asocia con sábanas, las sábanas con algodón, el algodón con campos de algodón, y para ti los campos de algodón están asociados con Creedence Clearwater Revival. No queremos pensar en Creedence Clearwater Revival cada vez que vemos una almohada; no es relevante en el contexto específico, gasta energía neuronal innecesaria para esta activación superflua, que nos inducirá a buscar relevancia cuando no la hay. Algo tiene que decirle a nuestro cerebro que no active asociaciones demasiado remotas e irrelevantes, y ese algo es la inhibición. Queremos que nuestro cerebro sea asociativo, pero no en exceso, que muestre cierto grado de excitación, pero solo en la medida en que esta resulta útil. Entonces, cuando vemos un objeto en nuestro entorno, en nuestro cerebro tiene lugar un forcejeo entre asociaciones excitantes e inhibidoras, y en general esto tiene como resultado que solo las asociaciones relevantes se activan y actúan como predicciones.

Hay algunas excepciones intrigantes. Consideremos, por ejemplo, palabras como «golpe», «pegar», «tiro», «flechazo», «banco», «tender» y «corte». Todas son homónimas con múltiples significados («corte» tiene catorce significados diferentes, según algunas estimaciones). Nuestro cerebro no sabe qué otras asociaciones activar con tales homónimos porque depende del significado específico de la palabra en cada ejemplo, que a menudo pierde la ambigüedad con la información del contexto (tengan paciencia conmigo...). Hasta que se elimine la ambigüedad del significado relevante, las asociaciones irrelevantes se habrán activado inicialmente y solo se inhibirán *a posteriori*.

También es interesante considerar situaciones en las que es deseable una mayor inhibición y otras en las que es mejor un grado de inhibición menor. Guardar un secreto se basa en la inhibición, como el autocontrol, cuando se pretende evitar decir algo inapropiado o imprevisto. Es como esas escenas de tribunales en las películas, donde el testigo en el estrado es atacado por el fiscal y se derrumba y confiesa, o como un pobre joven miembro de la facultad en nuestro centro de investigación, que recientemente, en su primera conferencia ante una gran audiencia, claramente nervioso, dijo algo tan inapropiado que tuvo que disculparse en términos generales, y como consecuencia todos tuvimos que acudir a un seminario de ética laboral. El estrés, como la carga cognitiva, consume los recursos necesarios para la inhibición. De hecho, aplicar presión mental, como la presión del tiempo para responder muy rápidamente (lo llamamos «fecha límite de respuesta» en el laboratorio), es como agregar una carga cognitiva que agota los recursos globales. En casos de nerviosismo y estrés, la inhibición desaparece, porque los recursos requeridos para mantenerla se han desviado y ahora son consumidos por el estrés y la carga, y nuestra recuperación de la memoria, así como nuestro comportamiento, permanecen menos protegidos por los controles y equilibrios habituales y, por lo tanto, son más vulnerables a desvíos no deseados.

En el otro extremo de este espectro, hay casos en los que queremos la menor inhibición posible, especialmente en la promoción de la creatividad y la curiosidad; aquí, la activación desinhibida de asociaciones y conexiones remotas es muy deseable. De manera similar, no queremos inhibirnos cuando exploramos y optamos por mantener altos niveles de curiosidad. En consecuencia, el cerebro tiene mecanismos para regular los niveles de inhibición y su equilibrio con la excitación; es decir, cuánto aplicar de cada uno. Sin embargo, hay diversos estados que pueden perturbar este equilibrio. La depresión, la conducta maníaca, la privación de sueño y la euforia implican niveles alterados de inhibición. La inhibición también podría reducirse con alcohol y otras drogas, aunque la dosificación es complicada y el cambio es a corto plazo.

El pasado fin de semana fui a recoger a mi hijo Naor a una fiesta. Es un chico serio, un soldado, y normalmente tiene más compostura y autocontrol que su padre. Cuando subió al coche, era evidente que había tomado demasiado alcohol. Mientras yo me preparaba para darle un discurso sobre el alcohol y la conducta imprudente, me sorprendió lo frívolo y divertido que se mostraba, y cómo hacía reír a sus hermanas en el asiento trasero; por eso, no lo interrumpí. Una menor inhibición conduce a un mejor estado de ánimo, con moderación.

Una teoría muy intuitiva nos dice que, cuando crecemos, la sociedad impone más inhibiciones a nuestra conducta, haciéndonos más civilizados, pero también menos creativos y a menudo menos felices; lo victoriano suprime lo bohemio, en palabras de Ernest Schachtel.[76]

La inhibición procede de todo tipo de lugares y procesos cerebrales, pero una de las regiones principales que se asocian con ella
es la corteza prefrontal. La inhibición es fundamental para el control y otras decisiones ejecutivas que el cerebro tiene que realizar,
así como la regulación del estado de ánimo. La corteza prefrontal
es, con diferencia, la última zona del cerebro en madurar, en torno
a los veinticinco años de edad. No necesitamos un experimento elaborado, ni siquiera ser neurocientíficos, para descubrir que los niños, cuya corteza prefrontal aún no se ha desarrollado, suelen ser
más creativos, más curiosos y menos inhibidos (nos dicen la verdad
a la cara y hacen nuevos amigos con mucha rapidez), más impulsivos, más exploradores y con un mejor estado de ánimo. Como decía
el difunto y talentoso Vic Chestnutt en la canción *Parade*: «Quien
pasa de los diez años de edad tiene el ceño fruncido».

El TDAH también es relevante aquí. La atención es guiada,
restringida y mantenida por medio de señales de control. Estas
señales también están compuestas por una combinación de excitación e inhibición: atiende a estas áreas de la escena visual, pero
no a estas otras. Si pensamos en el alcance de la atención como
en un foco, lo que cae dentro del mismo resulta mejorado por la
excitación, y lo que queda fuera es suprimido gracias a la inhibición. Debido a la reducción de esta última, en el TDAH las fronteras de este foco no son rígidas; está más cerca de la «atención
difundida» que han intentado enseñarme en los retiros de meditación, y el resultado es una bendición mixta. Los individuos con
TDAH se distraen con facilidad, se concentran menos y son más
impulsivos, pero también son más creativos y suelen tener un
mejor estado de ánimo, además de ser más curiosos.

El mismo elemento necesario para controlar y guiar la atención y generar predicciones correctas es lo que nos hace menos
creativos, menos curiosos y menos exploradores.

ABURRIMIENTO, MENTES OCIOSAS
Y MENTES QUE DIVAGAN

Una de las principales ventajas de haber vivido un buen trecho de la vida, y haber ganado la suficiente confianza a lo largo de los años, es que ya no me abandono al aburrimiento. En cada reunión, encuentro social u otras situaciones en las que percibo que la fatiga inducida por el tedio omnipresente inunda mi cuerpo, me levanto y me voy. Y cuando no puedo hacerlo, experimento con mi mente.

El aburrimiento es una emoción molesta, pero muy enigmática. Un estado de aburrimiento siempre parece dilatado, excesivo e inútil. Es fascinante por qué resulta tan insoportable. Empecé a pensar en el aburrimiento en serio después de mi primera semana de retiro silencioso. Me doy cuenta de que estoy fuera de mí cuando me encuentro sumido en un atasco o tengo que esperar en una cola lenta, en contraste absoluto con la semana anterior, en el retiro, cuando podía sentarme tranquilamente en un banco, durante largos minutos, mientras esperaba la cena. ¿Acaso la diferencia de contexto y estado mental hace que el tiempo de ociosidad sea letal o una bendición? Tiene que haber algo más. En los retiros de meditación y silencio, miramos las hormigas durante una eternidad porque nuestros sentidos se han abierto. La contemplación nos aporta una estimulación suficiente; no necesitamos ir a ninguna parte cuando los sentidos son tan sensitivos y de pronto todo parece tan interesante.

Al margen de la comparación entre los retiros y el mundo real, es curioso por qué a veces un intervalo de la nada puede ser la rampa de lanzamiento para grandes ideas creativas y en otros momentos nuestra mente parece estar vacía, con un solo pensamiento: «¿Cuándo terminará esto, por todos los santos?». Hay varias explicaciones posibles de por qué sentimos así el aburrimiento, desde la personalidad impaciente hasta los relatos existenciales que conectan la sensación de aburrimiento con el hecho de que la gente, por lo general, no quiere enfrentarse a sus pensamientos y harían cualquier cosa para escapar de sí mismos. En algunos experimentos, se observó que las personas preferían recibir pequeñas descargas eléctricas a sentarse en silencio frente a una pared blanca.[77] El aburrimiento se percibe como dolor mental.

Cuando estamos aburridos sentimos que el tiempo apenas pasa, lo que también ocurre cuando sufrimos. Es un estado extraño: no hacemos nada, pero nuestra mente parece llena; cavilamos sobre la nada. Es más, el aburrimiento puro mata la curiosidad y la creatividad. Esto es intrigante porque sabemos que necesitamos una mente vacía y disponible para ser creativos y tener espacio para la curiosidad. Este es uno de esos acertijos que a los científicos nos gusta encontrar porque abren nuevos terrenos para una nueva comprensión. Por lo tanto, cierto vacío de la mente engendra creatividad y curiosidad, y cierto vacío es insoportablemente molesto; definir la diferencia seguramente producirá algo interesante. La ociosidad que alababa Bertrand Russell no puede ser la que nos aburre.

Distinguir tipos de vacío está directamente relacionado con nuestro impulso por comprender el efecto del pensamiento y nuestro mundo interior en la calidad de experiencia.[78] En términos generales, hay tres posibles estados de ociosidad: no hacer nada y aburrirse (con niveles de tolerancia en relación con este estado que varían individualmente); no hacer nada, pero estar tranquilos y relajados al respecto, como en un retiro de meditación o en la playa durante unas vacaciones; o no hacer nada, pero abandonarse a una extensa divagación mental y tener pensamientos creativos y constructivos. Lo realmente interesante es que algunas situaciones ociosas permiten e incluso fomentan la divagación mental, pero en otros estados, incluso en una situación muy similar, nuestra mente no es tan ingeniosa, y aunque nos digamos a nosotros mismos: «Muy bien, estoy atrapado aquí, así que mientras tanto me conviene soñar despierto o fantasear con algo divertido», no funciona.

Al principio puede parecer que preferimos divagar mentalmente solo cuando es una alternativa a algo que necesitamos estar haciendo, y divagar es una forma de evasión del momento presente. Pero la verdadera explicación es que la divagación mental está controlada más allá de nuestro alcance consciente, por lo que la mente vagará por necesidad, independientemente, asumiendo que los recursos están disponibles. Esto apoya la noción de que la divagación mental cumple una función, y no está sujeta a nuestro control voluntario de cuándo o dónde divagar. Que no podamos divagar mentalmente a partir de una decisión consciente también es la razón por la cual es tan difícil dejar de divagar a voluntad. No podemos empezar a divagar ni dejar de hacerlo voluntariamente.

Lo que sí podemos hacer es entender cómo el subconsciente decide que divaguemos o no, por qué y cuándo. En la meditación mindfulness, en realidad tratamos, indirectamente, de tomar el control sobre el funcionamiento del subconsciente. Impedimos que nos arroje a la divagación. No lo hacemos por la fuerza, sino con delicadeza. La mente subconsciente nos hace divagar, a través de nuestra mente consciente, sobre un determinado pensamiento; abrazamos este pensamiento consciente y seguimos adelante. Nos negamos a luchar contra él, y lo aceptamos y observamos. Después de dejarlo ir, ya sea a través de etiquetas o de cualquier otra cosa, el subconsciente envía el siguiente pensamiento, y sucede lo mismo. Así, para vaciar nuestra mente, lo que en realidad hacemos es vaciar nuestra mente subconsciente, hasta que no haya nada que suscite la divagación mental. Lo contrario –hacernos divagar mentalmente a voluntad cuando buscamos nuevas ideas o solo entretenimiento mental para reemplazar una situación aburrida–, ahora lo sabemos, no requiere ninguna tarea ni un estado de ánimo positivo.

HÁBITOS DE LA MENTE

Así como los hábitos de comportamiento «mueren con dificultad», también lo hacen los hábitos de la mente. Los hábitos son una espada de doble filo. Por un lado, constituyen un ingenioso mecanismo que nos ha transmitido la evolución para automatizar nuestras interacciones, ahorrándonos así tiempo y ayudándonos a sobrevivir mejor. Aprendemos algo por primera vez, y luego podemos hacerlo una y otra vez, aprendiendo de los errores, descubriendo lo que hacemos mejor, y en algún momento lo perfeccionamos. Entonces el cerebro comienza a delegar esta habilidad, o hábito, desde la mente consciente, que inicialmente requería mucha deliberación y atención para cada paso, a la mente subconsciente, más automática, que puede hacer exactamente lo mismo sin molestar al yo consciente. Ahora se dice que esta habilidad es automática, que es un hábito, como un piloto automático mental que libera la mente para otras cosas, como adquirir nuevas experiencias.

Estas cosas que aprendemos y practicamos y luego delegamos pueden ser, por ejemplo, cómo hacer una tortilla y conducir un automóvil, cómo reconocer una situación de riesgo y cómo planificar la ruta de escape de una reunión aburrida. También nos ayuda a «saltar» a las conclusiones. Conducir en piloto automático significa no pensar en las operaciones físicas y atencionales necesarias para conducir con seguridad. Simplemente lo hacemos, lo que explica por qué todos tendemos a olvidar largos tramos de nuestro viaje diario porque nuestra mente no formaba parte del proceso y, por lo tanto, divagó y no prestó atención a aquello de lo que la mente subconsciente se ha ocupado en un segundo plano. El piloto automático mental, de manera similar, significa realizar operaciones mentales sin pensar demasiado en ellas conscientemente. Una buena analogía consiste en resolver multiplicaciones simples. Cuando éramos niños, teníamos que esforzarnos mucho para responder cuando el maestro preguntaba cuánto es ocho por nueve, porque lo calculábamos realmente. Poco a poco, la respuesta se vuelve automática. Decimos setenta y dos sin pensarlo. Más que delegar en el subconsciente, lo que hacemos es tomar un atajo mental asociativo que nos conduce directamente a la respuesta basada en la experiencia. El camino neural que solía llevarnos a la respuesta cuando éramos niños ha sido sustituido por una conexión directa.

Lo retos mentales más complejos también se pueden resolver sin pensar, pero basándose en operaciones que transcurren en el trasfondo porque se han vuelto automáticas con la experiencia, que a veces llamamos «intuición». De hecho, si fuiste un niño dotado para las matemáticas, puede ser realmente frustrante si un profesor te pregunta cómo llegaste a la respuesta correcta y tú simplemente no puede reconstruir tu intuición exacta. Tendrías que aplicar ingeniería inversa para encontrar una solución que satisfaga a tu profesor. Pero quizá lo más notorio de los hábitos mentales es el juicio rápido y superficial.

Dicen que las primeras impresiones son duraderas por una razón; sencillamente, es muy difícil cambiarlas. Una cosa sería que esas impresiones fueran exactas, verídicas, pero no lo son.

Generamos impresiones de la gente de una forma asombrosamente rápida, basándonos en información superficial, y luego nos aferramos a ellas durante mucho tiempo, incluso frente a las evidencias en contra. El cerebro ha evolucionado para aprovechar las regularidades estadísticas, esos aspectos de nuestro entorno que tienden a repetirse de manera similar. Sabemos que una sala de conferencias contendrá sillas, que en una fiesta probablemente habrá bebidas, que necesitas vestirte bien cuando vas a la ópera, a qué sabe la mermelada de fresa y cuáles son los diversos usos de un cuchillo. Esto es algo bueno. Imagina tener que volver a aprender el concepto de una silla cada vez que vemos una. La vida sería imposible. En cambio, cuando nos encontramos con algo que no hemos conocido antes, el cerebro pregunta: «¿Cómo es esto?». Conectamos esa silla nueva con la categoría de sillas que ya tenemos en la memoria, e inmediatamente accedemos a una gran cantidad de asociaciones y conocimientos. Sabemos cómo funciona y qué se siente al usarla, la imaginamos en diversas situaciones, podemos predecir los objetos que aparecerán junto a ella, etcétera. Esto es maravilloso, muy potente y útil. Pero está lejos de ser deseable cuando se trata de nuestras interacciones con los demás. Cuando una nueva persona a la que acabas de conocer te recuerda a otra, no quieres proyectar todos los rasgos, recuerdos y actitudes que tienes de ese viejo amigo en esa nueva persona, pero lo haces. Todos somos individuos diferentes, y ya se ha demostrado que se nos da muy mal adivinar qué tipo de persona es ese nuevo alguien, pero seguimos haciéndolo, por hábito. Lo que resulta un buen hábito para objetos y situaciones no es tan bueno cuando se trata de juzgar a nuestros semejantes sin información.

Alquilé una cabaña en el hermoso norte de Israel (Clil, en el Galil) durante un par de meses para trabajar en este libro: naturaleza, pollos y ninguna cobertura para el teléfono móvil. Para el primer pago realmente tuve que obligar el propietario hippie a aceptar mi cheque. La impresión era que estaba muy relajado en general y ciertamente nada preocupado por el dinero. Teniendo esto en cuenta en algún nivel, también me relajé respecto al pago del mes siguiente..., hasta el punto de que no tomé demasiado en serio sus peticiones y me costó varias llamadas de atención entender que él realmente quería cobrar. Mi primera impresión de su actitud hacia el dinero fue ágil y luego rígida. Me había formado una plantilla, como hacemos todos, a partir de un único encuentro, y esta rápida primera impresión no pudo actualizarse fácilmente, incluso ante reiterados contraejemplos.

Nuestro hábito de impresiones rápidas no solo es injusto y dañino en las interacciones, sino que también nos arrebata el exquisito placer de disfrutar de las cosas de nuevo. En la sorprendente conclusión de su libro *El Renacimiento: estudios sobre arte y poesía*, Walter Pater dice:

> *El servicio de la filosofía, de la cultura especulativa, al espíritu humano es despertarlo, sobresaltarlo a una vida de constante y ávida observación. A cada momento alguna forma crece perfecta en la mano o en el rostro; algún tono en las colinas es una opción más selecta que el resto; alguna pasión, intuición o excitación intelectual es irresistiblemente real y atractiva, solo por ese momento. El fin no es el fruto de la experiencia, sino la propia experiencia. Un número contado de pulsos nos han sido dados para una vida abigarrada, dramática. ¿Qué vemos en ellos que puedan percibir los sentidos más refinados? ¿Cómo pasaremos más rápidamente de un punto a otro y estaremos presentes siempre en el foco, donde se unen el mayor número de fuerzas vitales en su más pura energía?*
>
> *Para arder siempre con esta llama dura, como una gema, para mantener este éxtasis, está el éxito en la vida. En cierto sentido, po-*

dría incluso decirse que nuestro fracaso es formar hábitos: porque,
después de todo, el hábito es relativo a un mundo estereotipado, y
mientras tanto es solo la aspereza del ojo lo que hace que dos perso-
nas, cosas o situaciones parezcan iguales.

Nuestro fracaso es formar hábitos, dice.

Ningún momento de la vida es como otro momento, ninguna persona es como otra persona, ninguna flor es como otra flor, y cada puesta de sol es diferente. El asombroso mecanismo habitual del cerebro y la mente que evita que procesemos recursos encontrando analogías rápidas de «cómo es esto» para los objetos es el mismo que nos hace ver a los individuos como categorías, y el que nos impide disfrutar de un pastel de chocolate con la misma intensidad cada vez que tomamos uno.

Los científicos saben que los grandes avances requieren abandonar los prejuicios y las viejas suposiciones. Es como mirar el mundo de nuevo, abandonando las expectativas y los mecanismos descendentes. Esta es la razón por la cual los recién llegados deberían animarse a decir lo que piensan; son una gran fuente para desmontar la rígida mente experta. Volver a nuestro antiguo yo es lo más fácil de hacer. Esta es la razón por la que personalidades como la autoridad Zen Shunryu Suzuki defienden que todos nos esforcemos por cultivar una mente de principiante. Una mente experta es fija y rígida (aunque los expertos, sin embargo...), pero una mente de principiante deja abiertas todas las posibilidades.

Los rasgos de personalidad también son hábitos, si se definen en un sentido amplio. Podemos pensar en la personalidad como en una gran colección de hábitos (e inclinaciones), como estados mentales pero mucho más firmes y permanentes. Los rasgos son los hábitos más arraigados de todos; ¿podemos dejar de ser introvertidos y abrirnos a nuevas experiencias? Los deseos y obsesiones también pueden concebirse como hábitos de pensamiento, y sabemos lo difícil que puede resultar liberarse de ellos. Un tipo más interesante de hábitos mentales son las creencias supersticiosas y el pensamiento mágico, la tendencia a descubrir relaciones, causalidad y efectos donde no los hay. Así como es difícil empezar una dieta, ir al gimnasio con regularidad, dejar de fumar o prescindir del teléfono móvil, es difícil desprenderse de esos arraigados hábitos de la mente.

La divagación mental también es un hábito mental. Parece que nuestra inclinación al movimiento mental no se puede detener. Las dificultades con las que se encuentran tanto los nuevos meditadores como los más experimentados es una clara manifestación de la dificultad de romper un hábito mental. La mente quiere estar ocupada. Cuando pones fin a lo que inunda tu mente, el impulso al ajetreo mental te llena de nuevos pensamientos mundanos, por ejemplo, detalles inútiles de las personas que te rodean. Se percibe en los retiros. Cuando puse fin a las toneladas de pensamientos con los que llegué al retiro, mi mente se llenó entonces con pequeños pensamientos extraídos del contexto: el bolso de la chica que estaba frente a mí, el tatuaje del chico de mi derecha. Siéntate y no pienses en nada, ¡cuán duro resulta! Imagina pedirle a un niño hiperactivo que se quede quieto, cuando no solo su hiperactividad lo impulsa a moverse, sino que todo su entorno está lleno de objetos estimulantes, dulces y juguetes que lo están llamando.

EN SUMA: CINCO PUNTOS PARA RECORDAR

EL PRIMER PUNTO ES que si la mente divaga –¿y cuándo no lo hace?– procura que la progresión mental sea fluida. Para un mejor estado de ánimo y mejores ideas, conviene que la divagación sea extensa, rápida y de gran alcance.

El segundo es que la divagación mental es una herramienta que nos permite aprender de experiencias imaginadas. Podemos facilitar las decisiones y futuras experiencias posibles visualizándolas de antemano.

El tercero es que nuestra mente alberga estados diferentes. Estos estados son dinámicos y agrupan muchos aspectos de nuestro ser mental: percepción, atención, pensamiento, apertura y estado de ánimo. Hay una mente adecuada para cada ocasión, y nuestra misión es maximizar la armonía y minimizar la fricción.

El cuarto es que deberíamos meditar, aunque solo fuera para comprender mejor nuestros pensamientos y las diversas cualidades de nuestra experiencia.

El quinto es la inmersión. Volviendo a Walter Pater: «El fin no es el fruto de la experiencia, sino la propia experiencia».

Apéndice
DEL LABORATORIO
A LA VIDA COTIDIANA

LA MAYORÍA DE LAS IDEAS de mi investigación, mis hallazgos y teorías a lo largo de muchos años en el campo de la ciencia fueron consecuencia de pequeñas cosas acaecidas en mi vida que despertaron mi curiosidad, me parecieron extrañas o simplemente pedían una explicación y generalización. Me complace completar el ciclo de estos frutos con el objetivo de que sean relevantes y aplicables fuera del laboratorio. Algunos de ellos se enumeran aquí con ejemplos, la mayoría extraídos de mi propia experiencia, y algunos son extractos destacados del texto. Se ofrecen aquí para que el lector los tenga en cuenta en su propio camino. Disfruten.

DIVAGACIÓN MENTAL INTENCIONAL

La divagación mental es una actividad fundamental del cerebro. Si bien no siempre es bienvenida, como cuando necesitamos culminar algo o cuando nos arroja a la rumiación y perjudica nuestro estado de ánimo, en el contexto adecuado es un valioso recurso. No deberíamos sentirnos culpables cuando nos descubrimos divagando; puede ser un hábito inventivo al que merece la pena conceder, deliberadamente, su propio espacio. En cuanto lo hagamos, debemos aprovechar todas sus posibilidades.

Aprendiendo de experiencias simuladas. Gran parte de lo que tenemos en la memoria es el resultado de la experiencia real, pero parte de ella deriva de experiencias imaginadas y escenarios simulados. Es magnífico no tener que experimentar para aprender. Habría recomendado memorizar esos escenarios imaginados, pero sucede de todos modos. Mi investigación sobre la posibilidad de que nuestro cerebro también almacene recuerdos de experiencias imaginadas que nunca han tenido lugar comenzó hace un tiempo, durante un viaje en avión. Estaba revisando un artículo, y mi mente divagó hasta que aterrizó en la puerta de emergencia, lo que provocó la siguiente simulación: ¿y si la puerta se abre de repente mientras estamos en el aire? Necesitaré un paracaídas; probablemente podría usar la manta de avión en mi regazo; pero no podré sujetarla con el viento fuerte: necesita agujeros; puedo usar mi bolígrafo para hacer los agujeros; etcétera. Descabellado, divertido también, pero ahora tengo un guion de una experiencia imaginada almacenado en la memoria, y será útil en caso de que el evento improbable tenga lugar alguna vez. Hacemos esto mismo a menudo, en situaciones mucho más probables.

Divagación mental semidirigida. Si bien no podemos indicar a nuestra mente el objeto de su divagación, podemos esforzarnos por llenar el espacio mental de posibilidades con contenido con el que nos hubiera gustado divagar, ya sea porque buscamos nuevas ideas o porque nos hace sentir bien, o por ambas cosas. Antes de dar un largo paseo o de hacer cualquier otra actividad que no sea demasiado exigente, me pregunto qué hay en mi mente. Si se trata de las facturas que acabo de pagar o de un correo electrónico molesto, trato de reemplazarlo con algo en lo que preferiría invertir el tiempo dedicado a la divagación mental, como, por ejemplo, releer un párrafo que captó mi interés recientemente, recuperar un problema que me tuvo ocupado antes de rendirme o acariciar la idea de un próximo viaje para ajustar los detalles a medida que simulo mentalmente el futuro.

Las condiciones que invitan a la divagación mental constructiva. La divagación mental más creativa y edificante requiere que no tengamos tareas exigentes que realizar, junto a un estado de ánimo positivo.

DIVAGACIÓN MENTAL INTENSA, EXTENSA Y RÁPIDA PARA EL ESTADO DE ÁNIMO Y LA CREATIVIDAD

Facilidad de la progresión mental. La divagación mental constructiva, una mente creativa y un estado de ánimo feliz se apoyan en la misma y única característica: la facilidad de la progresión mental. Nuestros pensamientos tienen que ser amplios, ir lejos y avanzar rápidamente; todo ello maximiza el campo semántico cubierto por nuestra mente. Es lo opuesto al pensamiento rumiativo. Queremos que el movimiento mental sea eficiente. Cuanto más suave, mejor, pero no más; nuestro proceso de pensamiento todavía necesita ser contenido. Ahora que soy consciente de ello, me esfuerzo regularmente para identificar mis propios obstáculos.

Pensamiento amplio. Cómo pensamos puede influir en cómo sentimos. El patrón de pensamiento, independientemente de su contenido, puede influir de forma directa en nuestro ánimo. Hace tiempo que se sabe que la otra dirección de la influencia existe: nuestras emociones influyen en nuestros pensamientos. Las personas con un buen estado de ánimo tienden a ser más creativas y mejores a la hora de resolver problemas que requieren una cierta perspectiva y soluciones eureka, y tienen acceso a una información más inusual de la memoria en comparación a los individuos con un estado de ánimo negativo. Más importante para nuestro bienestar, sin embargo, es la dirección opuesta, el potencial para mejorar el estado de ánimo cambiando patrones de pensamiento. Las rumiaciones crónicas no disminuyen fácilmente, ni siquiera comprendiendo cómo funcionan. No obstante, en el caso de rumiaciones menos graves, está bien recordar que el pensamiento asociativo que evoluciona hacia la amplitud fomenta un mejor estado de ánimo. Algunos ejemplos de cadenas asociativas que ensancharon el pensamiento de nuestros participantes y mejoraron su estado de ánimo:

Toalla–vestido–rey–reina–Inglaterra–reloj–campana–iglesia–
    cruz–cementerio–tumba–flores.
Tomate–rojo–sangre–cuchillo–tenedor–cuchara–plata–mone-
    da–cuarto–aparcamiento–metro–tiquete–policía.
Tienda–circo–elefante–cacahuete–mantequilla de cacahuete–ge-
    latina–dónut–agujero–pala–rastrillo–hoja–rama.
Televisión–libro–estantería–armario–chaqueta–guantes–som-
    brero–gorra–béisbol–bate–cueva–oso.
Dientes–lengua–músculo–pesas–zapatillas–dedos de los pies–uña–
    esmalte–algodón–nube–pájaro–avión.

Aunque no hay mucho contenido que podamos introducir en nuestro pensamiento, podemos cambiar su forma de fluir. Podemos observar nuestro patrón de pensamiento y descubrir si es rumiativo.

Si lo es, una distracción saludable podría funcionar, y también el etiquetado de pensamientos. Incluso cuando no rumiamos, preferimos un pensamiento más amplio para producir ideas mejores y más generales. Podemos empezar haciendo largas listas, y esto bastará para expandir nuestro pensamiento.

Mejorar el estado de ánimo favoreciendo un estilo de pensamiento maníaco. Otro método sorprendentemente simple para mejorar el estado de ánimo consiste en leer un texto lo más rápido que podamos. Lee un texto de tu elección todo lo rápido que puedas. Debe ser comprensible, pero al mismo tiempo estimulante. Leer así induce un estado similar al maníaco, que produce euforia y regocijo. De hecho, después de leer a una velocidad incrementada, los participantes manifestaron otros rasgos de la manía, como la sensación subjetiva de poder, creatividad y aumento de la energía. Tal vez el lector tenga la misma suerte.

Inhibición minimizada. La inhibición es el mecanismo que limita la velocidad, alcance y distancia a la que se proyectan nuestros pensamientos. Una persona más inhibida probablemente sufrirá trastornos del ánimo, y alguien menos inhibido será más creativo, por expresarlo en términos algo simples. Cuando hay un menor grado de inhibición, hay menos parálisis. Se ha demostrado que para algunos sujetos la meditación es útil a la hora de desconectar las influencias inhibidoras descendentes. También funciona la inmersión. De otro modo, la búsqueda de entornos y contextos adecuados para la liberación de nuestras inhibiciones es personal, y tendremos que encontrar los nuestros.

Carga cognitiva reducida. Múltiples fuentes pueden gravar simultáneamente los procesos cerebrales y nuestra disponibilidad mental. Si caminamos por los pasillos de un supermercado con dos niños pequeños llorando, no podremos explorar, y ni siquiera percibir, nuevos productos en los estantes. Estar mentalmente cargado reduce la creatividad e implica un estado mental cerrado y estrecho, con una percepción y atención limitada (local), un pensamiento restringido, un estado de ánimo menos positivo y un estado general de explotación. Reducir la carga cognitiva aumenta la creatividad y hace que uno sea más exploratorio, amplía la percepción y alcance mental y mejora el estado de ánimo. Evidentemente, no siempre podemos escapar de la carga cognitiva debido a todos los aspectos prácticos que debemos atender cada día, pero, aun así, reconocer nuestro estado limitado nos ayudará a dirigirnos a las actividades más apropiadas para ese estado.

ESTADOS MENTALES

Nuestro estado mental es global en el sentido de que abarca los pilares de nuestra vida mental: percepción, atención, pensamiento, apertura y estado de ánimo. Como tal, tenemos múltiples «puntos de entrada» a través de los cuales podemos manipular nuestro estado mental para que sea óptimo en el contexto específico. En diferentes situaciones, cada uno de ellos puede ser más o menos accesible a los cambios. Hay una serie de medios que he encontrado útiles para calibrar mi estado mental, algunos de los cuales usamos en mi laboratorio y otros que he estado trabajando en mi vida, lo que he encontrado bastante enriquecedor. Ser más amplios y abiertos en nuestro estado mental o más restringidos y cerrados se puede manipular a través de cualquiera de los puntos de entrada, dependiendo de lo que haya disponible en el contexto específico. La percepción y la atención pueden ser más globales (ver y atender al «bosque») o más locales (ver y atender a los «árboles»). Podemos empezar examinando los aspectos globales de las imágenes para ampliar nuestro estado mental o escrutar los pequeños detalles en su lugar y comprobar cómo el estado mental se vuelve gradualmente más limitado. Pensar también puede ayudar a cambiar nuestro estado mental y que este sea más amplio o más restringido, según los métodos ya sugeridos. La apertura, la tolerancia a la incertidumbre o ser más exploratorios o más explotadores puede cambiarse de manera similar y, en consecuencia, nuestro estado mental también cambiará. Buscar nuevos entornos para explorar, probar un nuevo plato o buscar la mayoría de las otras cosas que nos hacen sentir incómodos puede ayudarnos a cambiar la actitud hacia la incertidumbre temporal y la novedad. Por último, el estado de ánimo también puede ser manipulado en algunos contextos, aunque solo sea superficialmente y por una breve duración; a veces basta un helado y una película divertida. Cambiar cualquiera de estos aspectos cambiará los otros, y juntos pueden ayudarnos a acercar nuestro estado mental general al lugar donde queremos que esté.

La hora del día es otro factor para determinar dónde estamos en el espectro de la exploración-explotación. Si bien tememos cualquier cambio en nuestro café de la mañana, la mayoría de nosotros estamos abiertos a un plato sorpresa a la hora del almuerzo. Esto es, por supuesto, individual, y si somos conscientes, podremos experimentar y comprender nuestra propia correlación entre estado mental y hora del día.

Familiarizarse con las formas de medir el estado mental puede ayudar a optimizar las actividades por estado. La meditación mindfulness, por ejemplo, es de gran ayuda para ser conscientes de que debemos monitorizar nuestro estado mental. Los estados mentales y su manipulación también pueden aprovecharse para un mejor rendimiento. Cuando estás de buen humor, es difícil quedarse quieto y, por lo tanto, no es el mejor estado para una tarea aburrida, y también es bueno saber que cuando estás en este estado las decisiones tomadas tenderán a asumir un mayor riesgo. Sin embargo, es el mejor estado para encontrar una solución no convencional a un problema. El mejor estado para explorar nuevos territorios sin ansiedad es el estado de pensamiento ampliamente asociativo, y viceversa, porque todas estas codependencias en el seno de nuestro estado mental son recíprocas.

Cuando estoy en un estado mental amplio y abierto, me permito ser optimista y buscar alguna actividad exploratoria para aprovechar ese estado de ánimo, o dejo que mi mente divague con la esperanza de encontrar algunas buenas ideas. Además, he empezado a respetar mis estallidos espontáneos de divagación mental, y no me permito sentirme culpable por ellos. Sin embargo, si mi divagación mental se está volviendo rumiativa, por lo general soy capaz de hacer algo para romper el hechizo. Con el tiempo, tomar el control del estado mental se convierte en una segunda naturaleza. Ahora también realizo una observación consciente de mi estado mental durante cualquier experiencia, cuando me acuerdo, y decido si quiero observarme a mí mismo experimentándola o si prefiero sumergirme en ella tanto como pueda.

¿Descendente o ascendente? El estado mental está determinado por la relación entre influencias descendentes y ascendentes. Ahora que sabemos que las influencias descendentes provienen de la memoria y de la experiencia previa, mientras que las influencias ascendentes provienen del entorno actual tal como lo transmiten nuestros sentidos, podemos usar este conocimiento a nuestro favor. No es que tengamos un control perfecto sobre lo que nos influye, pero podemos esforzarnos para permanecer atentos a aquellas diferencias, de modo que, si estamos de vacaciones con nuestros hijos, tenemos una cita con nuestro amante, comemos un mango o vemos arte, intentaremos estar más sintonizados con las señales ascendentes mientras trabajamos para silenciar las viejas señales emanadas del interior. Por otro lado, si queremos apoyarnos en lo familiar para una mayor eficiencia y certeza, deberíamos tratar de dar más énfasis a nuestro conocimiento interior. Y si estamos buscando una gran idea nueva –por ejemplo, para crear un producto nuevo–, optaremos por estar en modo de divagación mental ampliamente asociativa. He sido mucho más capaz de sumergirme en la experiencia de pasar tiempo con Nili y mis dos hijos mayores, Nadia y Naor, pero nunca es suficiente.

Tolerancia a la incertidumbre. Categorizamos para obtener significado y así sentir cierta certidumbre subjetiva de que sabemos lo que está pasando y que tenemos el control. No sentir la presión de encajar cosas nuevas en viejas plantillas requiere ser capaz de tolerar la incertidumbre. La tolerancia para la incertidumbre se da en un estado mental exploratorio, donde uno está abierto, curioso, amplio, creativo y de buen humor, como los niños, a los que, por suerte para ellos, no les importan mucho las fronteras. Fronteras, reglas y categorías provienen de la corteza prefrontal, que aún no han desarrollado. Para que podamos emular este estado, necesitamos encontrar una manera de ceder a nuestros sentidos.

Una ventana para el cambio. La ventana de oportunidad para influir en nuestras primeras impresiones es muy breve. En situaciones nuevas, primero abrimos durante un tiempo la ventana exploratoria, para aprender y crear una nueva plantilla, y esta luego se torna estable y rígida. Muy rápidamente, volvemos a nuestro estado de explotación por defecto, apoyándonos en lo que esa rápida ventana de la exploración ha impreso en nosotros. La conciencia de este hecho un tanto frustrante es clave aquí. Combatir esta información sesgada poco fundamentada está lejos de ser trivial, al igual que darnos cuenta de que estamos yendo muy lejos en nuestro juicio basándonos en muy pocos datos.

INMERSIÓN

La inmersión es una manera diferente de experimentar, que requiere un radical cambio de perspectiva, no pensar, no divagar, no observarnos a nosotros mismos, y no esperar nada, solo sentir.

Creo que todos deberíamos buscar regularmente algún momento en nuestras vidas para la práctica de experiencias inmersivas. Pregúntate cuándo fue la última vez que estabas tan ocupado en una actividad que realmente te perdiste en ella. Programa algún tiempo para darte el lujo de vivir esa experiencia nuevamente o alguna otra que requiera una inmersión profunda. Busca algunas nuevas experiencias inmersivas. ¿Te has preguntado por qué alguien pagaría un buen dinero para lanzarse en tirolesa sobre el abismo de una montaña? Bueno, piénsalo un poco. ¿Has probado la demencial montaña rusa de Las Vegas conectado a un casco de realidad aumentada que simula un ataque alienígena a la ciudad? Estar absortos en nuestro trabajo es, por supuesto, la forma más claramente productiva de inmersión, pero estas otras experiencias están lejos de ser frívolas. Si practicamos la inmersión en aventuras intensas, poco a poco podremos aplicar esta habilidad inmersiva en situaciones menos emocionantes, lo que multiplicará su capacidad de estímulo.

Desearía poder decir que sabemos qué condiciones favorecen espontáneamente la inmersión, pero los estudios psicológicos y neurocientíficos apenas han empezado a investigar esta cuestión. Sin embargo, lo que sí puedo atestiguar es que podemos sumergirnos voluntariamente «a demanda», en gran medida. Mis experiencias favoritas de inmersión consciente son las que tengo con mis hijos. Dejo mi teléfono a un lado, me inclino hacia delante, abro mis ojos y oídos ampliamente y me sumerjo. Es una especie de minimeditación que he perfeccionado para mí mismo, donde en lugar de concentrarme en mi respiración y volver a ella cuando mi mente se distrae, me concentro en mis hijos. Nunca pensé que podría sentirme tan eufórico jugando con Barbies o haciendo sándwiches. Por desgracia, esto no sucede a menudo. Evidentemente, no podemos pasarnos todo el día concentrados en nuestro estado mental, pero sí podemos aprender a recordarnos a nosotros mismos que hemos de hacerlo con más frecuencia.

MEDITA EN TUS PENSAMIENTOS

Este no es una llamada a meditar; funciona para mí y posiblemente también lo hará para otros, pero no es obligatorio. La meditación se trae aquí y en todo el libro por los principios que ofrece, que podrían implementarse en una manera intuitiva, aunque no necesariamente fácil, en nuestras vidas.

Hay tres componentes que pueden explicar el poder de la meditación para fomentar una vida consciente. El primero es la atención difundida: la capacidad de atender al entorno concediendo igual peso a todas las ubicaciones y todos los elementos que nos rodean, sin sesgos y sin asignación privilegiada. Ciertamente, esto no siempre se desea. Cuando buscamos las llaves del coche, a un amigo en una multitud o el disco de hockey, deseamos que nuestro foco de atención sea muy específico, con información sobre las ubicaciones posibles y las posibles características. Pensamos: «¿Dónde está Wally?». Pero cuando no necesitamos encontrar algo en particular, y nos damos el lujo de examinar el escenario que nos rodea, no solo queremos ampliar nuestro centro de atención, sino que preferiríamos no tener ningún centro de atención en absoluto. Todos los rincones de nuestro entorno tienen el potencial de ser interesantes, y cuando podemos, queremos estar predispuestos a recibir.

Lo segundo que la meditación le hace a nuestro cerebro para hacerlo consciente es desconectar las expectativas. El estado por defecto de nuestro cerebro es esperar: esperar que algo suceda, esperar que algo sea bueno o malo, querer algo en el futuro, y juzgar las cosas en relación con cómo les va en comparación con nuestra anticipación. Observar la respiración es el truco que nos hace estar aquí y ahora disminuyendo progresivamente la participación de la información descendente. Y al habitar el aquí y el ahora, dejamos de pensar en el futuro, que es en lo que se centran las expectativas. Cuando no esperamos nada, estamos abiertos a lo que pueda venir.

El tercer componente que hace que la meditación sea tan eficaz en la calidad de la experiencia presente consiste en la reducción de nuestra tentación de aferrarnos a nuestros pensamientos, deseos y temores. En mi experiencia, el mejor método para luchar contra esto es el etiquetado. Aunque es una investigación en curso en mi laboratorio, el método se puede adoptar ya. Examinamos un pensamiento específico que ocupa nuestra mente y lo etiquetamos en función de algunas dimensiones: ¿es positivo, negativo o neutro en términos de las emociones que despierta? ¿Tiene que ver con el presente, con el pasado o con el futuro? ¿Tiene que ver contigo, con los demás o con ambos? Por lo tanto, si piensas en el triste final de la película que viste anoche, lo etiquetarás como negativo, pasado, los demás. Si piensas en el viaje que tu hija hará y que durará dos meses, lo etiquetarás como negativo, futuro, yo. (También puedes pensar en otras dimensiones.) En cuanto emprendes este ejercicio, los pensamientos empiezan a desaparecer tan pronto como terminas de etiquetarlos. Por lo tanto, ¿qué harás si alguna preocupación sobrevuela tu mente? La reconocerás, la etiquetarás y seguirás tu camino.

Una mente de principiante. Los científicos saben que los grandes avances requieren abandonar los prejuicios y las viejas suposiciones. Es como mirar el mundo de nuevo, abandonando las expectativas y los pensamientos descendentes. Esta es la razón por la cual los recién llegados deberían animarse a decir lo que piensan; son una gran fuente para desmontar la rígida mente experta. Volver a nuestro antiguo yo es lo más fácil de hacer. Una mente de principiante deja abiertas muchas posibilidades.

MISCELÁNEA

Salivación mental. Llamo salivación mental al proceso mediante el cual logramos que las cosas resulten más plausibles a través de la simulación. Estás tendido en la cama, sin ninguna energía para acercarte al ordenador, ir a comprar o acudir al gimnasio. Entonces empiezas a imaginar con todo detalle la inminente actividad, por ejemplo, la de ir al supermercado: la lista que has elaborado, las bolsas reciclables que quieres llevarte contigo, dónde aparcarás, los pasillos que vas a recorrer y su aspecto, las flores que recogerás a la salida y la sensación agradable que te inundará en cuanto regreses a casa. De pronto la experiencia adquiere una impronta de inmediatez, sin barreras ni obstáculos entre tú y la posibilidad de levantarte del sofá. (Esto no debería considerarse un consejo general para combatir la procrastinación. Creo que a menudo la procrastinación tiene un propósito, en particular la incubación creativa, y en cuanto tal no debería combatirse siempre.)

Abolir convenciones y fronteras. He contado la historia del amigo que fue a comprar flores, y cuando la señora le dijo que no casaban unas con otras, él respondió: «Átelas y casarán». Me gusta jugar con las fronteras en mi vida, sopesando los pros y los contras de las categorías estrictas versus flexibles en diferentes intersecciones en las que necesito elegir entre lo que quiero y lo que se espera. Una buena lección que podemos extraer de la historia de las flores de mi amigo es que lo que previamente parece imposible, esto es, antes de que podamos predecirlo como una posibilidad, se torna posible en cuanto acontece. Lo «extraño» pasa a ser «normal» cuando resulta conocido.

Aliviar al compartir. El mero hecho de compartir un pensamiento doloroso o una angustia abrumadora alivia parte del dolor que provoca. Hablar con alguien, o incluso con nosotros mismos, de lo que nos preocupa o simplemente apuntarlo en un papel alivia enormemente la mayor parte de los problemas cotidianos.

Considerar la usabilidad. ¿Hasta qué punto lo que tenemos frente a nosotros permite una acción específica? Este principio puede guiar el diseño y es aplicable en arquitectura, publicidad, diseño de productos, etcétera. Cuando asesoro a diversas empresas, subrayo que el diseño de su producto tiene que facilitar que un cliente potencial simule o se perciba a sí mismo usando el producto, por lo que deben conseguir que el diseño permita la acción pretendida. Si se trata de un detergente, el diseño debe conseguir que los usuarios se imagen a sí mismos manipulando el recipiente. Deben imaginarlo con todo detalle, para estimular la salivación mental anteriormente descrita y que el producto resulte convincente. Yo hago lo mismo con mis hijos y con otras personas cuando intento convencerlos de participar en cierta actividad: los pasos son lo suficientemente concretos como para resultar estimulantes. Cuanto mejor nos imaginamos realizando la actividad en cuestión, más seguros nos sentiremos y en mejor posición para tomar una decisión. Cuánto me gustaría traer la paz a Oriente Medio con las adecuadas simulaciones mentales por parte de quienes tienen un papel relevante en el conflicto.

En su conjunto, los obstáculos clave para experimentar la vida en su plenitud son las inclinaciones descendentes, la carga mental y la falta de inmersión. Ahora el lector dispone de las herramientas.

AGRADECIMIENTOS

DI A LOS QUE QUIERES, a los que te cuidan, a los que te inspiran, a aquellos que te retan, a aquellos que te admiran y a los que te menosprecian que los amas, porque ninguno de nosotros estaría donde está sin las almas que nos rodean, especialmente yo. Soy el cauce para aquellos que ponen sus ojos en mí.

Empezaré por el principio, nuestros tres hijos: Naor, Nadia y Nili. Sabré que soy un buen escritor cuando encuentre la manera de describir mi amor por vosotros en palabras, o lo que me hacéis sentir, o lo que me hacéis ser. Con vosotros como cimientos, nada es difícil. Vuestro amor, vuestra sensibilidad, vuestro comportamiento, vuestra creatividad, vuestra apertura, vuestra comprensión y vuestros abrazos y besos son los que me ayudan a que mi vida tenga sentido.

Maria (*pici*), mi compañera de vida durante más de dos décadas, y la madre de mis hijos, me diste forma, profundidad y la máxima felicidad. Desde que nos conocimos en el Departamento de Matemáticas del Instituto Weizmann, y en todo el universo que hemos conquistado, todavía eres y siempre serás un ángel en mi vida.

Noa, nos conectamos tan profunda y tan naturalmente. Me empujaste más alto, me animaste y me calmaste. Nuestro amor me hizo querer escribir el mejor libro posible. Cómo me gustaría que pudiéramos sonreír para siempre; seré Ganesha, y tú serás la más hermosa *chuldonet*.

Profesionalmente, tuve montañas de inspiración, de numerosos maestros generosos. Los principales entre ellos son Irving
Biederman y Shimon Ullman. Cada uno de ellos me tomó bajo sus
alas, en diferentes etapas, y parece que una parte de mí se quedó
allí y nunca se fue. En el judaísmo, y estoy seguro de que en otras
religiones también, un maestro es equivalente a un padre. Tanto
Shimon como Irving me dieron todo lo que necesitaba sin dudarlo
y sin condiciones. Shimon me introdujo en el mundo de la ciencia
y sigue siendo una torre alta hasta el día de hoy. Irving me permitió
conectarme con el niño que hay en mí y permanecer vinculado a él
a lo largo de mi investigación. Él es el epítome de la curiosidad y la
creatividad insaciables (y, por lo tanto, también del estado de ánimo positivo). También tuve mucha suerte de trabajar, durante un
período más corto, con Daniel Schacter, cuando llegué a Harvard
para mi postdoctorado. Dan es el maestro de la investigación de la
memoria y un experto en llevar las cosas a su culminación.

Entre mis colegas, me gustaría destacar, en primer lugar, a
Dan Gilbert. Desde los días en que aspiraba a escribir artículos de
opinión, Dan fue generoso, paciente y brillante. Si logré publicar
en *The New York Times*, *Boston Globe* y *Los Angeles Times* fue
en gran parte gracias a su amistad, su personalidad y su talento.
Cuando lucho con una oración, hasta el día de hoy, me pregunto qué pensaría Dan al respecto. Gracias, Dan, iré a verte recoger tu próximo premio.

Quiero agradecer a Irving, Shimon y Dan que me hayan brin-
dado un ambiente de conocimiento, creatividad, generosidad,
mentalidad abierta y oportunidades ilimitadas; además me han
ayudado a darme cuenta de lo afortunado que soy por hacer de
la investigación científica mi camino. Que tenga el descaro de
creer que todo se puede estudiar y responder es, en gran medida, gracias a ellos.

Todo lo que no aprendí de mis mentores, lo aprendí de mis estudiantes. Soy muy afortunado por creer que siempre debo rodearme de mentes jóvenes y entusiastas a las que debo escuchar. Elissa Aminoff, Vadim Axelrod, Shira Baror, Jasmine Boshyan, Helen Feigin, Mark Fenske, Kestas Kveraga, Malia Mason, Maital Neta, Matt Panichello, Amitai Shenhav, Kathrine Shepherd, Amir Tal, Cibu Thomas y Sabrina Trapp, por nombrar solo a algunos cuyo trabajo fue más relevante al escribir este libro, ¡gracias! Vuestra colaboración y significativa contribución han hecho que mi investigación sea lo que es. Vuestro optimismo, apertura y originalidad me han aportado energía todos los días. Seguid siendo estudiantes para siempre, y si no podéis, rodeaos siempre de estudiantes.

También estoy en deuda con muchos de mis colaboradores, que me han complementado y me han mejorado en cada conversación, experimento o artículo que escribimos juntos: Lisa Feldman Barrett por su ambición, visión y emoción; Maurizio Fava por acompañarme en el mágico mundo de la psiquiatría; y Noa Herz por su mente aguda, su escritura exquisita y su autenticidad.

El lector no tendría este libro en sus manos si no fuera por mi agente, Katinka Matson, de la agencia Brockman. Katinka es única; es mucho más que una agente. Ella ha sido capaz de tomarme de la mano, siendo un escritor novato al otro lado del océano, y con realismo profesional y un cálido aliento, con sus valiosos consejos guiarme desde una idea hasta el presente libro. Dicen que un buen amigo te ayudará a avanzar, y un verdadero amigo te ayudará a ser tú mismo. Estoy aquí, Katinka...

A mi editor, Dan Ambrosio, joven y entusiasta, quiero darle las gracias por el proceso de edición más productivo y efectivo, con los impulsos correctos en el momento exacto y la actitud idónea. Tengo la suerte de haberte tenido como editor, y espero que así sea en muchos otros libros.

Emily Loose, rodeada de gatos, té y buenas risas, gracias por tu excelente y esclarecedora ayuda con la propuesta del libro y por tu inmenso talento. Despegamos muy rápido, y aprendí de ti lo que desearía que muchos otros pudieran aprender.

James Ryerson (Jamie), del *New York Times*, gracias por elegir mi propuesta para ser presentada como un artículo de opinión, pues eso desencadenó una afortunada reacción en cadena. Tus agudos comentarios antes de la publicación hicieron que pareciera que sé escribir.

Oren Harman, hermano, colega superestrella en Bar-Ilan y el mejor amigo posible, gracias por concederme tu experiencia y las lecciones obtenidas de los muchos libros luminosos que has escrito. Me alegra mucho que nos hagamos jóvenes juntos.

Adi Pundak-Mintz, mi más querido amigo, por una conexión que no se puede describir con palabras, tu infinita sabiduría, tu interminable delicadeza y tus estimulantes complejidades. Te quiero, hermano; me haces sentir privilegiado.

Nava Levit-Binnun, mi querida amiga y brillante colega, gracias por introducirme en el *Vipassana* y por acceder a hablar a escondidas conmigo durante el retiro de silencio.

Quiero dar las gracias a la gente de Tovana, la organización israelí *Vipassana*, que me recibió con los brazos, la mente y el corazón abiertos, a Lila Kimhi, Christopher Titmuss y Stephen Fulder en particular; vais conmigo dondequiera que voy.

Froggy, gracias por estimular partes dormidas de mi corteza cerebral y de mi corazón. Tú siempre eres hermosa.

Cactus, eres un recordatorio constante. Gracias por ayudarme a encontrar un pulso alternativo.

Ami, gracias por hacerme correr en la hermosa playa entre párrafos y por demostrar que se puede encontrar una amiga para toda la vida mientras recogemos a los niños de la guardería.

Gracias, Sasha, por el siempre sorprendente espacio entre pensamientos. Eres la estrella de Jaffa y más allá.

Sami Sagol, con su historia vital de Hollywood y su contribución, gracias por alentarme e inspirarme de tantas maneras. Gracias, Sami y familia.

Quiero dar las gracias a la Universidad de Harvard, al Hospital General de Massachusetts y a la Universidad de Bar-Ilan por brindarme un hogar y el mejor ambiente para desarrollar mis ideas y pasiones.

Un agradecimiento especial a Einav Sudai y Tsafrir Greenberg por gestionar mi laboratorio. Sois un tesoro.

También deseo dar las gracias a Craig Wynett por su trabajo como el máximo responsable creativo, y a Josh Wachman, por la fantástica referencia de Pater.

Mi familia extensa es lo que debería aparecer junto a la definición de «familia» en el diccionario: amorosa, unida, desafiante y formada por buenos bebedores. A mi madre, Hila, bueno, ¿puede haber un libro lo suficientemente largo para describir el amor a una madre? Un beso, mamá. Mi padre Avi es un modelo a seguir en tantos ámbitos y una isla de estabilidad para todos nosotros. A mis hermanas Efrat e Inbal, he de darles las gracias por saber mostrar lo encantador que puede ser un trastorno de la atención y por sus infinitos abrazos. Mi hermano menor, Navot, es el Everest. Clan Ben-Hamo, os amo desde aquí hasta la eternidad. También quiero darles las gracias a Michael y Anna Lando, mis suegros para siempre, por ser exactamente quienes son.

A mi difunto abuelo Itzhak y a mi abuela Michal quiero darles las gracias por mostrar hasta dónde pueden llegar los cálidos rayos del amor.

Pop Smoke (bienvenido a la fiesta), Lil Peep (la de la sonrisa torcida) y Mac Miller (me gusta la música muy fuerte), habéis sido la banda sonora más vigorizante para este libro, y me entristece que no os quedéis más tiempo.

Y, finalmente, Madre Naturaleza, gracias por hacerme tan feliz

NOTAS

Introducción

1. Véase Matthew A. Killingsworth y Daniel T. Gilbert, «A Wandering Mind is an Unhappy Mind», *Science*, 12 de noviembre de 2012, pág. 932.
2. Moshe Bar, «Visual Objects in Context», *Nature Reviews Neuroscience* 5, 2004, pags. 617-619, https://doi.org/10.1038/nrn1476.

1. Siempre «activos»

3. Marcus E. Reichle, «The Brain's Default Mode Network», *Annual Review of Neuroscience*, 38, n.º 1, 2015, págs. 433-447.
4. Rotem Botvinik-Nezer, *et al.*, «Variability in the Analysis of a Single Neuroimaging Dataset by Many Teams», *Nature* 582, 2000, págs. 84-88, https://doi.org/10.1038/s41586-020-2314-9.

2. Conectar con nuestros pensamientos

5. Marion Milner, *A Life of One's Own*, Londres, Routledge, 2011.
6. Ulrich Neisser y Roberta Becklen, «Selective Looking: Attending to Visually Specified Events», *Cognitive Psychology* 7, n.º 4, 1975, págs. 480-494.
7. Sarah N. Garfinkel y Hugo D. Critchley, «Threat and the Body: How the Heart Supports Fear Processing», *Trends in Cognitive Sciences*, 20, n.º 1, 2016, págs. 34-46.

8. Walter A. Brown, «Placebo as a Treatment for Depression», *Neuropsychopharmacology* 10, 1994, págs. 265-269, https://doi.org./10.1038/npp.1994.53.

9. Slavenka Kam-Hansen, *et al.*, «Altered Placebo and Drug Labeling Changes the Outcome of Episodic Migraine Attacks», *Science Traslational Medicine* 6, n.º 218, 2014, págs. 218ra5.

10. Wen Ten, *et al.*, «Creativity in Children with ADHD: Effects of Medication and Comparisons with Normal Peers», *Psychiatry Research* 284, febrero 2020, https://doi.org/10.1016/j.psychres.2019.112680.

3. El viaje a partir del ahora

11. Véase, por ejemplo, cómo interferir en el funcionamiento normal de la corteza prefrontal induce comportamientos extraños, como una desmesurada generosidad: Leonardo Christov-Moore, *et al.*, «Increasing Generosity by Disrupting Prefrontal Cortex», *Social Neuroscience* 12, n.º 2, 2017, págs. 174-181, https://doi.org/10.1080/17470919.2016.1154105.

12. Esther H.H. Keulers y Lisa M. Jonkman, «Mind Wandering in Children: Examining Task-Unrelated Thoughts in Computerized Tasks and a Classroom Lesson, and the Association with Different Executive Functions», *Journal of Experimental Child Psychology* 179, 2019 págs. 276-290, https://doi.org/10.1016/j.jecp.2018.11.013.

13. Jerome L. Singer, *The Inner World of Daydreaming*, Nueva York, Harper & Row, 1975.

14. Erin C. Westgate, *et al.*, «What Makes Thinking for Pleasure Pleasurable? Emotion», publicación online, 2021, https://doi.org/10.1037/emo0000941.

15. Benjamin Baird, *et al.*, «Inspired by Distraction: Mind Wandering Facilitates Creative Incubation», *Psychological Science* 23, n.º 10, 2012, págs. 1.117-1.122, https://doi.org/10.1177/0956797612446024.

16. Malia F. Mason, *et al.*, «Wandering Minds: The Default Network and Stimulus-Independent Thought», *Science* 315, n.º 5.810, 2007, págs. 393-395, https://doi.org/10.1126/science.1131295.

4 ¿Qué nos hace divagar? En primer lugar, nuestro yo

17. Plutarco, «Theseus (23.1)», Internet Classics Archive, http://classics.mit. edu/Plutarch/theseus.html.

18. Christopher G. Davey, Jesus Pujol y Ben J. Harrison, «Mapping the Self in the Brain's Default Mode Network», *NeuroImage* 132, 2016, págs. 390-397, https://doi.org/10.1016/j.neuroimage.2016.02.022.

19. Silvio Ionta, *et al.*, «The Brain Network Reflecting Bodily Self-Consciousness: A Functional Connectivity Study», *Social Cognitive and Affecctive Neuroscience* 9, n.º 12, 2014, págs. 1.904-1.913, https://doi.org/10.1093/scan/nst185.

20. Aviva Berkovich-Ohana, Joseph Glicksohn y Abraham Goldstein, «Mindfulness-Induced Changes in Gamma Band Activity: Implications for the Default Mode Network, Self-Reference and Attention», *Clinical Neurophysiology* 123, n.º 4, 2012, págs. 700-710, https://doi.org/10.1016/j.clinph.2011.07.048.

21. Ethan Kross, *Chatter: The Voice in Our Head, Why It Matters, and How to Harness It*, Nueva York, Crown, 2021; Charles Fernyhough, *The Voices Within: The History and Science of How We Talk to Ourselves*, Nueva York, Basic Books, 2016 (trad. cast.: *Las voces interiores. Qué nos dice la ciencia y la historia sobre cómo nos hablamos a nosotros mismos*, Barcelona, Obelisco, 2018); Michael S. Gazzaniga, *Who's in Charge? Free Will and the Science of the Brain*, Nueva York, HarperCollins, 2011 (trad. cast.: *¿Quién manda aquí? El libre albedrío y la ciencia del cerebro*, Barcelona, Paidós, 2012).

22. Ben Alderson-Day y Charles Fernyhough, «Inner Speech: Development, Cognitive Functions, Phenomenology, and Neurobiology», *Psychological Bulletin* 141, n.º 5, 2015, págs. 931-965, http://dx.doi.org/10.1037/bul0000021.

5. Así es como surge algo potencialmente perverso

23. Chet C. Sherwood, Francys Subiaul y Tadeusz W. Zawidzki, «A Natural History of the Human Mind: Tracing Evolutionary Changes in Brain and Cognition» *Journal of Anatomy* 212, n.º 4, 2008, págs. 426-454, https://

doi.org/10.1111/j.1469-7580.2008.00868.x; Louise Barrett, Peter Henzi y Drew Rendall, «Social Brains, Simple Minds: Does Social Complexity Really Require Cognitive Complexity?», *Philosophical Transactions of the Royal Society B Biological Sciences* 362, n.º 1.480, 2007, págs. 561-575, https://doi.org/10.1098/rstb.2006.1995.

24. Benjamin Baird, *et al.*, «Inspired by Distraction: Mind Wandering Facilitates Creative Incubation», *Psychological Science* 23, n.º 10, 2012, págs. 1.117-1.122, https://doi.org/10.1177/0956797612446024.

25. R. Nathan Spreng y Cheryl L. Grady, «Patterns of Brain Activity Supporting Autobiographical Memory, Prospection, and Theory of Mind, and Their Relationship to the Default Mode Network», *Journal of Cognitive Neuroscience* 22, n.º 6, 2010, págs. 1.112-1.123, https://doi.org/10.1162/jocn.2009.2128.

26. Veronica V. Galván, Rosa S. Vessal y Matthew T. Golley, «The Effects of Cell Phone Conversations on the Attention and Memory of Bystanders», *PLoS One* 8, n.º 3, 2013, https://doi.org/10.1371/journal.pone.0058579.

27. Moshe Bar, Maital Neta y Heather Linz, «Very First Impressions», *Emotion* 6, n.º 2 (2006): 269-278, https://doi.org/10.1037/1528-3542.6.2.269.

28. Charles C. Ballew y Alexander Todorov, «Predicting Political Elections from Rapid and Unreflective Face Judgments», *Proceedings of the National Academy of Sciences* 104, n.º 46, 2007, págs. 17.948-17.953, https://doi.org/10.1073/pnas.0705435104.

6. Recuerdos futuros: aprender de experiencias imaginadas

29. Moshe Bar y Shimon Ullman, «Spatial Context in Recognition», *Perception* 25, n.º 3, 1996, págs. 343-352, https://doi.org/10.1068/p250343.

30. Moshe Bar, *et al.*, «The Units of Thought», *Hippocampus* 17, n.º 6, 2007, págs. 420-428.

31. Lien B. Pham y Shelley E. Taylor, «From Thought to Action: Effects of Process- Versus Outcome-Based Mental Simulations on Performance», *Personality and Social Psychology Bulletin* 25, n.º 2, 1999, págs. 250-260, https://doi.org/10.1177/0146167299025002010.

32. Sonal Arora, *et al.*, «Mental Practice: Effective Stress Management Training for Novice Surgeons», *Journal of the American College of Surgeons* 212, n.º 2, 2011, págs. 225-233, https://doi.org/10.1016/j.jamcollsurg.2010.09.025.

33. A.M. Pedersen, *et al.*, «Saliva and Gastrointestinal Functions of Taste, Mastication, Swallowing and Digestion», *Oral Diseases* 8, n.º 3, 2002, págs. 117-129, https://doi.org/10.1034/j.1601-0825.2002.02851.x.

7. La pérdida de la novedad

34. Moshe Bar, «The Proactive Brain: Using Analogies and Associations to Generate Predictions», *Trends in Cognitive Sciences* 11, n.º 7, 2007, págs. 280-289.

35. David Marr, *Vision: A Computational Investigation into the Human Representation and Processing of Visual Information*, San Francisco: W.H. Freeman, 1982. (trad. cast.: *La visión*, Madrid, Alianza, 1985).

36. Moshe Bar, «Visual Objects in Context», *Nature Reviews Neuroscience* 5, 2004, págs. 617-629, https://doi.org/10.1038/nrn1476.

37. R. Schvaneveldt, D. Meyer y C. Becker, «Lexical Ambiguity, Semantic Context, and Visual Word Recognition», *Journal of Experimental Psychology: Human Perception and Performance* 2, n.º 2, 1976, págs. 243-256, https://doi.org/10.1037/0096-1523.2.2.243.

38. Maital Neta y Paul J. Whalen, «The Primacy of Negative Interpretations When Resolving the Valence of Ambiguous Facial Expressions», *Psychological Science* 21, n.º 7, 2010, págs. 901-907, https://doi.org/10.1177/0956797610373934.

39. Immanuel Kant, *Prolegomena to Any Future Metaphysics*, trad. James W. Ellington, 2.ª ed., Indianápolis: Hackett, 2001, §32. (trad. cast.: *Prolegómenos a toda metafísica futura*, Madrid, Gredos, 2010).

40. R. von der Heydt, E. Peterhans y G. Baumgartner, «Illusory Contours and Cortical Neuron Responses», *Science* 224, n.º 4.654, 1984, págs. 1.260-1.262, https://doi.org/10.1126/science.6539501; Benjamin de Haas y Dietrich Samuel Schwarzkopf, «Spatially Selective Responses to Kanizsa and Occlusion Stimuli in Human Visual Cortex» *Scientific Reports* 8, n.º 611, 2018, https://doi.org/10.1038/s41598-017-19121-z.

8. Los patrones de la mente y sus límites

41. Andrea J. Stone, *Images from the Underworld: Naj Tunich and the Tradition of Maya Cave Painting*, Austin: University of Texas Press, 1995, págs. 10-11.
42. Alan W. Watts, *The Wisdom of Insecurity: A Message for an Age of Anxiety*, Nueva York Pantheon Books, 1951, pág. 102. (trad. cast.: *La sabiduría de la inseguridad: mensaje para una era de ansiedad*, Barcelona, Editorial Kairós, 2002).
43. Y. Afiki y M. Bar, «Our Need for Associative Coherence», *Humanities and Social Sciences Communications* 7, n.º 80, 2020, https://doi.org/10.1057/s41599-020-00577-w).
44. Moshe Bar y Maital Neta, «Humans Prefer Curved Visual Objects», *Psychological Science* 17, n.º 8, 2006, págs. 645-648, https://doi.org/10.1111/j.1467-9280.2006.01759.x.
45. Avishag Shemesh, *et al.*, «Affective Response to Architecture: Investigating Human Reaction to Spaces with Different Geometry», *Architectural Science Review* 60, n.º 2, 2017, págs. 116-125, https://doi.org/10.1080/00038628.2016.1266597.

9. La amplitud del pensamiento, la creatividad y el estado de ánimo

46. Moshe Bar, *et al.*, «The Units of Thought», *Hippocampus* 17, n.º 6, 2007, págs. 420-428.
47. Eiran Vadim Harel, *et al.*, «Linking Major Depression and the Neural Substrates of Associative Processing», *Cognitive, Affective & Behavioral Neuroscience* 16, n.º 6, 2016, págs. 1.017-1.026.
48. Wendy Treynor, Richard Gonzalez y Susan Nolen-Hoeksema, «Rumination Reconsidered: A Psychometric Analysis», *Cognitive Therapy and Research* 27, 2003, págs. 247-259, https://doi.org/10.1023/A:1023910315561.
49. Shira Baror y Moshe Bar, «Associative Activation and Its Relation to Exploration and Exploitation in the Brain», *Psychological Science* 27, n.º 6, 2016, págs. 776-789, https://doi.org/10.1177/0956797616634487.

50. Vadim Axelrod, *et al.*, «Increasing Propensity to Mind-Wander with Transcranial Direct Current Stimulation», *Proceedings of the National Academy of Sciences of the United States of America* 112, n.º 11, 2015, págs. 3.314-3.319, https://doi.org/10.1073/pnas.1421435112.

51. Malia F. Mason y Moshe Bar, «The Effect of Mental Progression on Mood», *Journal of Experimental Psychology: General* 141, n.º 2, 2012, pág. 217.

52. Emily Pronin y Daniel M. Wegner, «Manic Thinking: Independent Effects of Thought Speed and Thought Content on Mood», *Psychological Science* 17, n.º 9, 2006, págs. 807-813, https://doi.org/10.1111/j.1467-9280.2006.01786.x.

53. P. S. Eriksson, *et al.*, «Neurogenesis in the Adult Human Hippocampus», *Nature Medicine* 4, 1998, págs. 1.313-1.317, https://doi.org/10.1038/3305.

54. Luca Santarelli, *et al.*, «Requirement of Hippocampal Neurogenesis for the Behavioral Effects of Antidepressants», *Science* 301, n.º 5.634, 2003, págs. 805-809; Alexis S. Hill, Amar Sahay y René Hen, «Increasing Adult Hippocampal Neurogenesis Is Sufficient to Reduce Anxiety and Depression-Like Behaviors», *Neuropsychopharmacology* 40, n.º 10, 2015, págs. 2.368-2.378, https://doi.org/10.1038/npp.2015.85.

55. Laura Micheli, *et al.*, «Depression and Adult Neurogenesis: Positive Effects of the Antidepressant Fluoxetine and of Physical Exercise», *Brain Research Bulletin* 143, 2018, págs. 181-193, https://doi.org/10.1016/j.brainresbul.2018.09.002; Savita Malhotra y Swapnajeet Sahoo, «Rebuilding the Brain with Psychotherapy», *Indian Journal of Psychiatry* 59, n.º 4, 2017, págs. 411-419, https://doi.org/10.4103/0019-5545.217299.

56. Thomas Berger, *et al.*, «Adult Hippocampal Neurogenesis in Major Depressive Disorder and Alzheimer's Disease», *Trends in Molecular Medicine* 26, n.º 9, 2020, págs. 803-818, https://doi.org/10.1016/j.molmed.2020.03.010.

57. https://jeanlouisnortier.wordpress.com/2020/05/18/word-phrase-of-the-day-with-its-origin-monday-18th-may/.

10. La meditación, el cerebro por defecto
y la naturaleza de nuestra experiencia

58. Britta K. Hölzel, *et al.*, «Mindfulness Practice Leads to Increases in Regional Brain Gray Matter Density», *Psychiatry Research* 191, n.º 1, 2011, págs. 36-43, https://doi.org/10.1016/j.pscychresns.2010.08.006.
59. Sharon Jones, *Burn After Writing*, Nueva York, Perigree, 2014 (trad. cast.: *Quemar después de escribir*, Barcelona, Suma, 2021).
60. Verónica Pérez-Rosas, *et al.*, «Deception Detection Using Real-Life Trial Data», *ICMI '15: Proceedings of the 2015 ACM on International Conference on Multimodal Interaction*, noviembre 2015, págs. 59-66.
61. Michael L. Slepian, Jinseok S. Chun y Malia F. Mason, «The Experience of Secrecy», *Journal of Personality and Social Psychology* 113, n.º 1, 2017, págs. 1-33, https://doi.org/10.1037/pspa0000085.
62. Judson A. Brewer, *et al.*, «Meditation Experience Is Associated with Differences in Default Mode Network Activity and Connectivity», *Proceedings of the National Academy of Sciences* 108, n.º 50, 2011, págs. 20.254-20.259, https://doi.org/10.1073/pnas.1112029108.
63. Antoine Lutz, *et al.*, «Regulation of the Neural Circuitry of Emotion by Compassion Meditation: Effects of Meditative Expertise», *PLoS One* 3, n.º 3, 2008, https://doi.org/10.1371/journal.pone.0001897
64. Richard J. Davidson, *et al.*, «Alterations in Brain and Immune Function Produced by Mindfulness Meditation», *Psychosomatic Medicine* 65, n.º 4, 2003, págs. 564-570, https://doi.org/10.1097/01.PSY.0000077505.67574.E3.

11. Vida inmersa

65. William Blake, *The Marriage of Heaven and Hell*, Nueva York, Dover, 1994, pág. 42. (trad. cast.: *El matrimonio del cielo y el infierno*, Madrid, Visor, 2014).
66. Joseph Glicksohn y Aviva Berkovich-Ohana, «Absorption, Immersion, and Consciousness», en *Video Game Play and Consciousness*, ed. Jayne Gackenbach, págs. 83-99, Hauppauge, NY, Nova Science, 2012.
67. A. Tellegen y G. Atkinson, «Openness to Absorbing and Self-Altering

Experiences ("Absorption"), a Trait Related to Hypnotic Susceptibility», *Journal of Abnormal Psychology* 83, n.º 3, 1974, págs. 268-277, https://doi.org/10.1037/h0036681.

68. David Weibel, Bartholomäus Wissmath y Fred W. Mast, «Immersion in Mediated Environments: The Role of Personality Traits», *Cyberpsychology, Behavior and Social Networking* 13, n.º 3, 2010, págs. 251-256, https://doi.org/10.1089/cyber.2009.0171.

69. Joseph Glicksohn, «Absorption, Hallucinations, and the Continuum Hypothesis», *Behavioral and Brain Sciences* 27, n.º 6, 2004, págs. 793-794, https://doi.org/10.1017/S0140525X04280189; Cherise Rosen, *et al.*, «Immersion in Altered Experience: An Investigation of the Relationship Between Absorption and Psychopathology», *Consciousness and Cognition* 49, marzo 2017, págs. 215-226, https://doi.org/10.1016/j.concog.2017.01.015.

70. Michiel van Elk, *et al.*, «The Neural Correlates of the Awe Experience: Reduced Default Mode Network Activity During Feelings of Awe», *Human Brain Mapping* 40, n.º 12, 2019, págs. 3.561-3.574, https://doi.org/10.1002/hbm.24616.

71. Mihaly Csikszentmihalyi, *Flow: The Psychology of Optimal Experience*, 6.ª ed., Nueva York, Harper & Row, 1990. (trad. cast.: *Fluir. Una psicología de la felicidad*, Barcelona, Editorial Kairós, 1997).

72. M. F. Kaplan y E. Singer, «Dogmatism and Sensory Alienation: An Empirical Investigation», *Journal of Consulting Psychology* 27, n.º 6, 1963, págs. 486-491, https://doi.org/10.1037/h0042057; Haylie L. Miller y Nicoleta L. Bugnariu, «Level of Immersion in Virtual Environments Impacts the Ability to Assess and Teach Social Skills in Autism Spectrum Disorder», *Cyberpsychology, Behavior and Social Networking* 19, n.º 4, 2016, págs. 246-256, https://doi.org/10.1089/cyber.2014.0682.

12. Una mente óptima para la ocasión

73. Noa Herz, Shira Baror y Moshe Bar, «Overarching States of Mind», *Trends in Cognitive Sciences* 24, n.º 3, 2020, págs. 184-199, https://doi.org/10.1016/j.tics.2019.12.015.

74. W.H. Murray, *The Scottish Himalayan Expedition*, Londres, J.M. Dent & Sons, 1951, págs. 6-7.

75. Alexei J. Dawes, *et al.*, «A Cognitive Profile of Multi-sensory Imagery, Memory and Dreaming in Aphantasia», *Scientific Reports* 10, n.º 10.022, 2020, https://doi.org/10.1038/s41598-020-65705-7.

76. Ernest G. Schachtel, *Metamorphosis: On the Conflict of Human Development and the Development of Creativity*, Nueva York, Routledge, 2001.

77. Timothy D. Wilson, *et al.*, «Social Psychology. Just Think: The Challenges of the Disengaged Mind», *Science* 345, n.º 6192, 2014, págs. 75-77, https://doi.org/10.1126/science.1250830.

78. No hay que confundirlo con el concepto budista de vacío, que se aplica más al desapego respecto al yo y a los prejuicios y otras distorsiones descendentes de la percepción.

ÍNDICE

editorial **K**airós

Puede recibir información sobre
nuestros libros y colecciones inscribiéndose en:

www.editorialkairos.com
www.editorialkairos.com/newsletter.html

Numancia, 117-121 • 08029 Barcelona • España
tel. +34 934 949 490 • info@editorialkairos.com